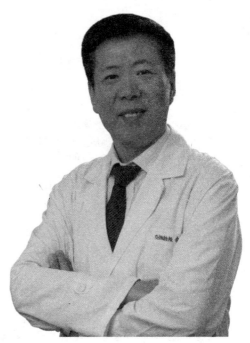

小心疼痛！
这是身体求救的信号

李志刚 / 著

吉林科学技术出版社

图书在版编目（CIP）数据

小心疼痛！这是身体求救的信号 / 李志刚著. -- 长
春：吉林科学技术出版社，2014.3
ISBN 978-7-5384-7479-4

Ⅰ. ①小… Ⅱ. ①李… Ⅲ. ①疼痛－防治 Ⅳ.
①R441.1

中国版本图书馆CIP数据核字(2014)第041320号

小心疼痛！这是身体求救的信号

著　李志刚
出版人　李　梁
策划责任编辑　孟　波　孙　默
执行责任编辑　张胜利
装帧设计　长春市墨工文化传媒有限公司
开　本　720mm×990mm　1/16
字　数　260千字
印　张　18
版　次　2014年7月第1版
印　次　2014年7月第1次印刷

出　版　吉林科学技术出版社
发　行　吉林科学技术出版社
地　址　长春市人民大街4646号
邮　编　130021
发行部电话 / 传真　0431-85677817　85635177　85651759
　　　　　　　　　　85651628　85600611　85670016
储运部电话　0431-86059116
编辑部电话　0431-85659498
网　址　www.jlstp.net
印　刷　长春新华印刷集团有限公司

书　号　ISBN 978-7-5384-7479-4
定　价　35.00元

序言

有一种幸福叫"不再疼痛"

在策划这本书时，我的朋友问我："你为什么要写疼痛呢？直接写你的针灸多专业！"

我回答说："搞针灸，写疼痛，并不矛盾。因为疼痛太常见了，几乎存在于所有的疾病当中，给患者的身体带来不同程度的损害。针灸的确具有很好的止痛作用，但通常只能由医生来操作，患者在家中很难自己进行。要是把一些能自己在家解决疼痛的方法分享给大家，那么就会有更多的人从中受益，不再遭受疼痛的困扰。"

这就是我出版这本书的初衷。

头痛得睡不好觉，牙痛得吃不下饭，腰痛得弯不下腰，腿痛得走不了路……在门诊上，我经常听到一些患者向我倾诉他们的痛苦感受。说实话，看到他们被疼痛折磨得难受的样子，我也"疼痛"着他们的疼痛。多年来，每当病患诉说他们那些被疼痛折磨的日子，总是让我深深感受到他们那种"痛不欲生"难言苦楚。

在我们每个人的一生当中，体验最早、最多的主观内在感觉就是"疼痛"。如果只是轻微的疼痛，仅仅表现为局部不适、皮肤潮红、微痛等，或出现局部肌肉收缩和强迫性体位，这些反应对身体通常伤害不大。但如果是剧烈疼痛，或持续性的慢痛，就可能会产生严重的后果，出现全身性反应，引起各系统功能的异常，如循环系统出现疼痛，可导致脉搏加快、血压降低或升高，甚至心脏骤停；消化系统出现胃痉挛，可引发胃肠功能紊乱等。此外，长期的慢性疼痛还可导致患者出现沮丧、易怒、烦躁、孤独、抑郁等不良心理，甚至形成人格变态或引起自杀行为。可见，疼痛是一种多么可怕的感受！

不过，疼痛虽然会引起身体不适，但也并非"一无是处"。医学上认为，疼痛与呼吸、血压、脉搏、体温一样重要，被称为"第五生命体征"。它是人体健康受到威胁时发出的预警信号，提醒我们远离潜在危险，尽早治疗身体上可能存在的严重病症。所以，严格地说，疼痛并不是一种对生命的惩罚，相反，它在一定程度上还是一种恩赐，是生命中不可或缺的元素。比如，你的腰扭伤了，疼痛会迫使你采取某种强迫体位，并强迫你休息，保证损伤部位尽早得到恢复。

所以，面对疼痛，我们首先应正确地认识它，弄清它是什么原因引起的，然后再寻找相应的解决方法，合理地治愈疾病，这样才能在祛除病因的基础上消除疼痛，恢复健康。

中医学认为，疼痛是由各种原因引起的身体某些部位的经络、气血运行不畅而产生的，其核心是气血运行障碍，具体概括为"通则不痛，痛则不通"。人体内经脉流通，气血运行上下内外，若病邪相加，气行不畅，血运不调，气血不通，就会出现疼痛。因此，要想让疼痛消失，就必须使经络通畅、气血通达，让脏腑恢复相对的平衡，这样才能真正远离病痛。

对于各种原因引起的疼痛，中医也有一套很好的治疗方法，其中最有效的应为"经络穴位止痛"法，通过对某些穴位进行刺激，往往在几分钟内就能显效。而且最关键的是，很多方法大家自己在家就能操作，既安全、简单、有效，又不会产生任何不良反应。

为了把这些好的止痛祛病方法分享给大家，在本书中，针对我们身体不同部位出现的不同类型的疼痛，我为大家提供了一系列具体有效的止痛方法，如按摩、刮痧、拔罐、艾灸、刺血、穴位贴敷等。可别觉得这些方法有多难，你尝试一下就知道了，简单易学却效果显著。

当然，更重要的是我想通过这本书传递给大家一种健康理念，就是：我们既要重视止痛的方法，更要讲究止痛的原则。对于"疼痛"这个身体发出的疾病信号，我们不能一概而论，所有的疼痛都想利用书中的方法自己解决，这是不对的。对于一些严重的急性疼痛，必须先到正规医院治疗，切不可延误病情。只有在不影响病情发展的情况下，我们才可运用书中提供的小方法来辅助治疗，缓解疼痛。

应该说，这是一本简单、实用的经络养生书籍。按照书中我提供给大家的操作方法，大家可以随时与自己的身体对话。即使你没有任何医学知识，也能触类旁通、举一反三地运用点、按、刺、揉等方法，找到你身上的"止痛灵丹"，进行疼痛的辅助治疗和日常养生保健。

追求幸福是人类共同的愿望，每个人都希望能拥有自己想要的幸福。但我希望，在真正经历过疼痛的一些人的人生中，还能拥有一种叫做"不再疼痛"的幸福。希望我的这本拙作能帮助他们获得他们所期望的"幸福"人生！

李志刚

2014 年 5 月 17 日于北京中医药大学

目 录
contents

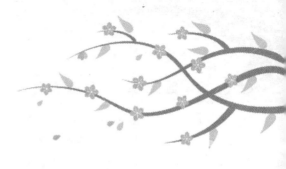

第二章 止痛药可以吃，但别吃成依赖症

止痛药家家都备，很多人也常用。采取"遇痛即止"是现代人对自己不负责任的现象，依赖止痛药也是一种病，是给身体埋下更大的隐患。

第三章 用对方法，不要浪费你身上的"止痛灵丹"

人体穴位都是灵丹妙药——血靠经络养、气靠经络养。每一个穴位都有它的神效，都是我们祖先用身体试验过实践的，只要学会使用经络，并悟出穴位的深意，就会终生受益。

第四章　巧治头面颈部疼痛，好方法百用百灵

> 本章介绍的头面部疼痛的穴位都是常见
> 的，其实，日常应用时不必贪多，有时候只要
> 选对一两个穴位，只要持之以恒，效果就很显
> 著。所以，无论做什么，贵在坚持。

第五章　缓解腰背部疼痛，养治结合效果更佳

> 腰痛可是个很普遍的问题，现代人一天各
> 种忙，疼了、痛了也不管不顾，受不了就吃点
> 止痛药，慢慢小痛养成大病。

第六章　赶走胸腹部疼痛，腑脏安康自长生

> 胸腹部疼痛所警示的常是五脏六腑内的病变。这些地方要是出问题了可不是小事。多了解一些这方面的养生穴位，关键时候是能救命的。

第七章　祛除四肢疼痛，做自己健康的守护神

> 很多人对四肢疼痛不当回事，认为反正不是大问题，能拖就拖了，能忽略就忽略了，这章告诉你，哪些四肢疼痛是不能掉以轻心的，真难受了，哪些方法和穴位是可以让你少遭罪的。

第八章　处理全身性疼痛，找对病根儿是关键

全身性疼痛，遭遇这类痛的人只有自己能了解它的痛苦滋味，如何找对根源，祛除疼痛，方法不在多，有一二就灵。真正的灵丹妙药，我认为是：找对方法并坚持。

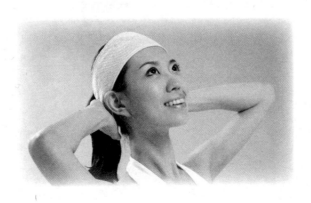

第九章　有些疼痛惹不起，预示病情很严重

> 我建议这章的内容，读者不妨认真看看，哪些时常没有任何先兆就出现的疼痛现象，到底哪些直接是和生死攸关的。辨识这些疼痛信号，关键时刻自己也许真能急救和自救。

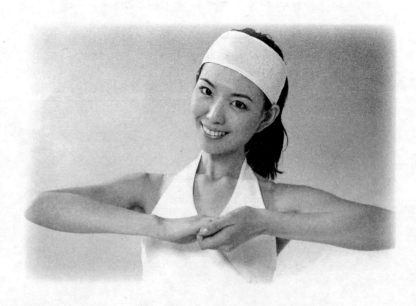

引言

教你 3 秒钟一招取穴

取穴对于中医外治法十分重要，取穴是否准确，直接影响到效果。如何快速找准穴位，是否有简单直接的取穴方法，让没有中医学基础的人也能快速地找准穴位呢？要做到这点，首先要学习和掌握的就是常用的取穴、定穴方法。

体表标志取穴法

根据人体表面的一些自然标志来取穴。固定的标志有五官、眉毛、发际、乳头、肚脐、指（趾）甲及骨性标志等。比较明显的标志，如鼻尖取素髎，鼻旁0.5寸取迎香；两眉头连线中点取印堂，两乳头连线中点取膻中，脐旁2寸取天枢；两骨分歧处，如锁骨肩峰端与肩胛冈之间凹陷处取巨骨，胸剑结合部处取中庭。

需要采取某种动作姿势才会出现的活动标志有皮肤的皱褶、肌肉的隆起或凹陷、肌腱的显露，以及某些关节凹陷等。如耳门、听宫、听会穴等应张口取；下关应闭口取。又如：屈肘关节，肘横纹头取曲池穴；上臂平举抬肩，肩峰前下凹陷中取肩髃穴；取养老穴时，应正坐屈肘，掌心向胸，当尺骨小头桡侧骨缝中取之。咬牙时，下颌角咬肌隆起处取颊车穴；握拳，第5指掌关节后方纹头取后溪穴；弯曲膝关节取足三里、阳陵泉穴等。但不是所有的穴位都在明显的体表标志附近，怎么办呢？

骨度分寸取穴法

古人在体表标志取穴法的基础上，创造性地将两两体表标志之间按尺寸比例进行折算比量，称为骨度分寸取穴法。这里的"寸"，实际上是"份儿"的概念，即指两两体表标志之间可以等分为多少份儿，然后再描述某某穴在几分之几的位置。例如，前臂部腕横纹到肘横纹之间可以等分为12寸，肺经的孔最穴在腕横纹上的太渊穴与肘横纹上的尺泽穴之间的7/12的位置上。

下面，我们需要了解并记住常用的骨度分寸方法：

常用骨度分寸

部位	起止点	折量分寸	度量法	说明
头部	前发际至后发际	12寸	直寸	如前后发际不明，眉心至前发际加3寸；大椎至后发际加3寸；眉心至大椎为18寸
	前额两发角之间	9寸	横寸	
	两耳后高骨（乳突）之间	9寸		
胸腹部	心口窝（胸剑联合）至脐中	8寸	直寸	前正中线旁开的胸胁部取穴骨度，一般根据肋骨计算
	脐中至耻骨联合上缘	5寸	直寸	
	两乳头连线之间	8寸	横寸	女性用锁骨中线取代
背腰部	第7颈椎（大椎）以下至尾骶骨	21寸	直寸	第3胸椎下与肩胛冈脊柱缘平齐；第7胸椎下与肩胛下角平齐；第2腰椎下与肋弓下缘或肚脐平齐；第4腰椎下与髂嵴平齐
	肩胛骨内侧缘至后正中线	3寸	横寸	

部位	起止点	折量分寸	度量法	说明
上肢部	腋前纹头至肘横纹	9寸	直寸	
	肘横纹至腕掌背侧横纹	12寸		
下肢部	股骨大转子至膝中	19寸	直寸	膝中的水平线，前平膝盖下缘；后平膝弯横纹；屈膝时平膝眼穴
	臀横纹至膝中	14寸	直寸	
	膝中至外踝尖	16寸		
	耻骨联合上缘至膝关节内上方高骨上凹陷	18寸		
	膝关节内下方高骨下至内踝高点	13寸		

（参照15页、16页的图1和图2）

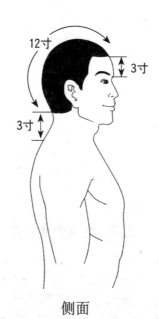

侧面

图1　全身骨度分寸

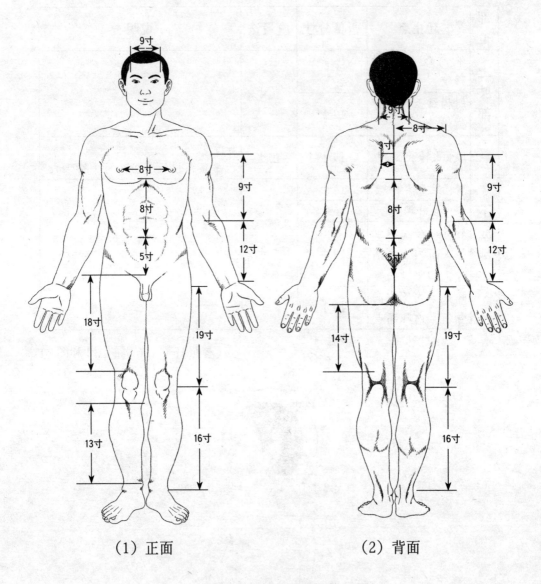

（1）正面　　　　　　　　　　　　（2）背面

图 2　全身骨度分寸

手指同身寸定位法

骨度分寸法可以精确定位穴位了，但却失于繁琐，有没有省事一些的方法呢？于是古人又发明了手指同身寸定位法。

手指同身寸定位法故又称为指寸法，这个方法省事是省事了，但却有失精确，所以临床中应当几种方法相互参考，综合使用。

以手指的长短、宽窄为依据定穴，因为此法只限于自身使用，故又称"指寸法"。

★ 1寸的定位法（又称拇指同身寸法或中指同身寸法）

拇指同身寸是指寸法取穴方法之一，以拇指屈侧指节横纹两端间距离为1寸量取穴位。《千金要方》："取手大拇指第1节横度为1寸。"适用于四肢部的取穴方法。

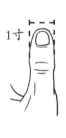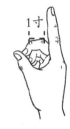

图3

中指同身寸也是指寸法取穴方法之一，以本人中指第1、2指节横纹桡侧端间距离为1寸量取穴位。《太平圣惠方》："今取男左女右手中指第2节内度两横纹，相去为1寸。"适用于四肢直寸与背部横寸取穴。

具体取穴时，可将拇指与中指屈曲对接，形成环状，伸直其余手指，使中指桡侧面得到充分显露，取其中节上下两横纹之间的距离作为1寸。适用于四肢部腧穴的纵向比量和背、腰、骶部腧穴的横向取穴。

★ 1.5寸的定位方法

一般我们把示指、中指并拢后，以中指第2指节横纹为标准，两指的宽度定为1.5寸。

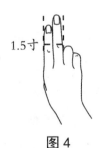

图4

★ 2寸的定位方法

中医针灸学课本上规定三横指为2寸，也有把示指指端到第2指节横纹的长度定为2寸，还可以把拇指指端到第1、2掌骨指蹼连接处定为2寸。

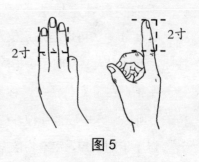

图 5

★ 3寸的定位方法（又称横指同身寸取穴法）

横指同身寸定位法（又叫一夫法），是指将第2、3、4、5指并拢，以中指的第2指间关节横纹为基准做一条横线，两端的距离为3寸，适用于上下肢、下腹部的直寸和背部的横寸定穴的方法。

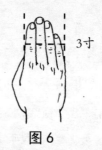

图 6

现在，通过拇指同身寸、中指同身寸、横指同身寸，确定了定位的标准尺寸，这样1寸、1.5寸、2寸、3寸就都有了。如果穴位是2.5寸，就1.5寸再加1寸；如果是4寸，就可以用"一夫法"加1寸；如果是5寸，就把"一夫法"再加2寸；要是6寸用2个"一夫法"就可以了。

常用简便取穴法

利用简便易行的方法取穴。如两耳尖直上与头顶正中线交点取百会穴；拇指向示指并拢，虎口处肌肉隆起最高点取合谷穴；两虎口自然平直交叉，示指尖所抵达处取列缺穴；屈膝，掌心盖住膝关节髌骨，手指垂直向下（示指紧靠在小腿胫骨前崎外缘），中指尖所达之处取足三里穴。

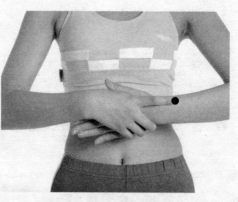

图 7　列缺穴简便取穴

Chapter one 第一章

疾病信号早发现，幸福就是病得晚

你有没有这也疼，那也痛，却不知道怎么办，只能忍着的时候。还有些疼痛，时不时地骚扰你一下，虽不会致命，但会影响吃喝拉撒睡。出现这些情况，你就得上心了，这些疼痛，还真能反映出身体的大问题来。

疼痛，那些不得不说的事儿

疼痛是一个大家再熟悉不过的词，同时也是大家都非常熟悉的一件事。因为每个人都可能经历过各种疼痛的感觉。腿碰青了、手划破了、烫伤了、腰扭伤了、尿路结石、胆结石等，都会痛，还有牙痛、腹痛……估计除了神仙之外，谁都经历过这些大病小情引发的疼痛。

疼痛到底是怎么回事？我们为什么会感到疼痛？疼痛产生的机理是什么？

在医学上，疼痛是由感受器、传导神经和疼痛中枢共同参与完成的一种生理防御机制。疼痛的产生首先起源于外周，但感觉却在中枢。痛觉的最高中枢在我们的大脑有广泛的投射区，既接受痛觉，也接受其他感觉。总之，疼痛的感知与反应活动几乎涉及我们的整个脑部，包括丘脑、下丘脑、脑干网状结构、边缘系统和大脑皮质等部位。

所以，当疼痛感出现的时候，我们会感到浑身不舒服、不爽。如果马上治疗，查出原因还好，拖着不治、治疗不对症或找不出疼痛的原因，就容易导致精神紧张、自主神经失调、焦虑不安，甚至令人身心憔悴，患上抑郁症。本该快乐的人生，也因为难以根治的疼痛而像身处炼狱一样备受煎熬。

我们大家都非常熟知的伟大小说家，《老人与海》的作者海明威，自杀的原因据说就是因为受到病痛的折磨，最终产生抑郁倾向而结束了自己的生命。还有一位公众人物，电影《警察与小偷》的导演马奥·莫尼切利，也是因为遭受巨大的癌痛折磨，选择了自杀。

　　这样经历过疼痛折磨的人有很多很多，我就经常接诊到一些因疼痛难忍而前来求助的患者。比如有一位50多岁的女士，来了后说自己有偏头痛，而且这种头痛已经折磨她好多年了，从年轻的时候就有，整个青春几乎都是在疼痛中度过的，期间吃了很多药，但效果并不明显。她的一句话让我印象特别深刻，她说："我是从黑发痛到了白发呀！"

　　如果没有经历过长年疼痛的人，光听我这么说，可能真的无法体会疼痛所带来的痛苦。

　　"疼"这个字，从字形上其实是很能表达患者们的感受的，"疒"里的寒"冬"呀！中医认为，冬天的气是寒，其形为水。因此，从这个字我们就能看出疼痛与寒、水有着密切的关系。没有寒，没有水，就不会形成疼痛。这也正点明了疼痛的主因。早在2500多年前，有一本被历代中医奉为圭臬的宝典——《黄帝内经》。这本书中包含了人体的生理、病理、疾病的诊断、治疗及预防保健等许多内容。在这本被誉为"东方的健康圣经"的书中，就有一篇专门论述疼痛的文章，叫做"举痛论"。这篇文章共列举了14个疼痛的例子，其中有13个都是由寒引起的，只有一个是因热而起。这也充分说明疼痛与寒之间的关系。

　　对于尝过疼痛的患者来说，疼痛就是不知春、夏、秋为何季节，每天都在"寒冬"中度过，那简直就是磨人心志、损人体肤。可以说，疼痛是所有病症里面最让人想不开的一种折磨。"如果继续痛下去的话，不如死掉算了。"这是一位三叉神经痛患者来我这里就诊时跟我说的一句话。"疼痛"，有时就是会与"死亡"这个人生永恒的话题并为一谈的一种苦难。大家都听过这样一句歌词吧："不经历风雨，怎能见彩虹？"把这句歌词放到经历过疼痛的人身上是最恰当不过的了。只有经历过疼痛的人，才知道"不痛"究竟有多快乐、多幸福！

　　正因为人们对疼痛有着异常深刻的感受，一些文学作品及歌曲中才经常有对疼痛的感悟。比如有一首歌的歌词就有这么一句"多么痛的领悟"，一语道破，人类最难忍受的有时不是死亡，而是疼痛。

　　医学研究发现，我们的身体能感知的疼痛至少有100种。而古代的刑罚很多都会考虑如何增加人的疼痛感，从而让对手屈服或受到惩罚。那些能忍受疼痛折磨的人，也会被当做英雄一样，千人敬仰，万人膜拜。如《三国演义》中关羽的"刮骨疗伤"，忍受刮骨之痛时还在与他人谈笑饮酒，多英雄的关二爷！

疼痛的种类有很多，如神经性疼痛、腹痛、关节痛、颈肩腰椎痛，等等。这些让人讨厌的疼痛不但会影响生活质量，还吞噬着我们的身体健康。因为长期的疼痛会使局部神经持续处于紧张状态，导致血管收缩，血液循环变差。我们中医上讲，气血通畅才能一身健康，你的气血运行不通畅，或运行质量很差，身体各器官得不到充分的濡养，久而久之肯定会引发各种病变。这就好比开汽车一样，汽油少了，引擎就会停，那车肯定就开不走了。

现在，出现疼痛问题的人越来越多，以前医院没有疼痛科，现在基本大一点儿的医院都设有疼痛科或疼痛中心。不少人可能觉得，到疼痛科就诊的肯定都是中老年人吧。年纪大了，胳膊疼、腰疼、腿疼的情况也多了。那我要告诉你，事实并非如此，从0岁到100岁，任何年纪的人都会"光临"疼痛科。这说明什么？说明疼痛是不分年龄的，谁都有可能成为疼痛的"目标人物"。

尤其近几年，到疼痛科就诊的年轻人越来越多，不少都是办公室的白领。这些人疼痛的原因多是工作性质引发的，比如长时间在办公桌前坐着不动，一些不良坐姿引起的肌肉劳损或由于缺乏锻炼导致的肌肉乏力等，就容易引发"颈肩腰背痛"。还有些运动员和喜好体育运动的年轻人，他们是由于关节和肌肉的重复运动和承受强大的压力，导致肌肉和关节损伤，出现了"急性扭伤拉伤"等。

除了这些年轻人外，一些体力劳动者，由于长期从事繁重的体力劳动，也容易导致肌肉损伤而引发经常性的全身疼痛。

这三类人群之外，才是中老年人，一般为50岁以上的中老年人。这一类人群主要是因为身体运动系统功能逐渐衰退，如膝关节、髋关节、踝关节等，容易发生劳损，其主要的症状表现就是疼痛。

总之，疼痛的滋味是很不好受的。每一位疼痛者的背后，可能都有一部疼痛的"血泪史"。幸运的是，现在的医疗技术越来越发达，解决疼痛的方法也越来越多。尤其在中医方面，一些处理疼痛的方法其实非常简便，甚至我们自己在家都能操作，不用再跑去医院排队挂号找医生，自己就能给自己止痛。本书后面会给大家详细介绍各种疼痛的缓解及防治办法。

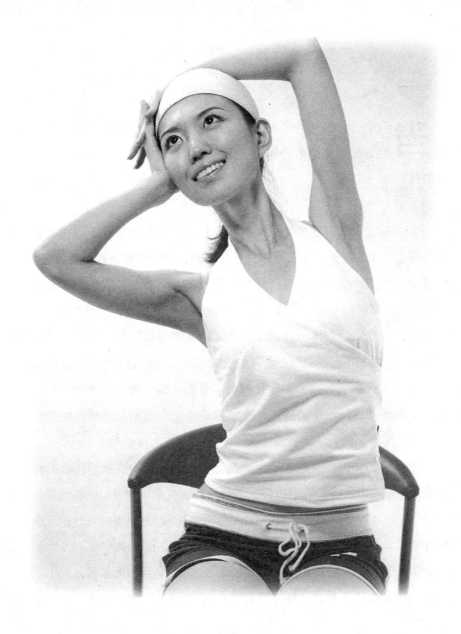

痛，其实是我们的身体在求助

当我们身处险境的时候，第一反应就是通过某种方式向外界求助。但你知道我们的身体在遭遇"险情"时，是如何发出类似的求助信号的吗？

对，就是疼痛。

说到疼痛，没人喜欢疼痛，大家肯定都喜欢舒舒服服的。以前我们觉得只要是疼了痒了就不好，那么是不是完全不痛不痒就是好、就是幸福呢？

并非如此，疼痛其实也有"坏痛"和"好痛"之分。我们经常面对的坐骨神经痛、头痛、肚子痛、牙痛等都是坏痛，说它"坏"，是因为它让我们感觉不舒服，给我们的身体和心理带来痛苦。而"好痛"是人体的一种报警信号，它会在危险的情况下提醒我们及时去看医生，及时远离危险，保护生命。

所以说，疼痛虽然难受，但我们也不要把疼痛一概视为凶神恶煞。其实疼痛是个好现象，说明你的身体愿意和你交流，它在向你呐喊，希望能引起你的注意。如果你没有了疼痛的感觉，那才是真正危险的呢！

大家可能不知道，有的人天生就是无痛感的，这种在我们医学上称为先天性无痛感症。患上这种病症的人，不管你怎么打他、捶他，或者他自己受到怎样的伤害，他都不知疼，所以肯定也不怕疼。吃饭时嚼硬东西没有痛感，结果牙断了、掉了，有的甚至会把自己舌头咬破、把手指咬掉。当然了，烧伤、烫伤、擦伤对他们来说也是家常便饭，以至于全身伤痕累累。

我就曾在报道上看过这样一件事，在湖北有个6岁的小男孩，患上了不痛症，干什么都不怕疼，碰伤、擦伤对他来说可能连挠痒痒都不算。去医院打预防针，或者感冒输液前做皮试，别的孩子都疼得又哭又闹，这孩子却是一声不吭，跟没事儿人一样，家长和医生都直夸他勇敢。可他们不知道，人家根本就不疼，没有痛感。不疼不痒当然也就不哭不闹了。

直到有一天，这孩子在玩儿时居然把自己的手指给咬下来一根，大人惊慌失措地把他送到医院，做了手术。让医生意外的是，在整个手术过程中，他压根儿就没有疼痛感，不知道痛！这时，医生通过检查才发现，这孩子根本不是什么勇敢，而是患有先天性无痛感症。

还有一篇关于意大利一个无痛感女孩的报道。据说她除了没有疼痛感外，智力等其他方面与正常女孩没什么两样。她的父亲是一名医生，非常了解此病，因此对她呵护备至，这也让她比其他无痛感症患者要幸运一些，很少受伤，但咬坏舌尖、被散热器严重烫伤这样的事故还是时有发生的。

她的膝部和腰部X线光片显示，她的关节有多处异常，这都是她长期不合理的姿势和动作导致的。因为感觉不到疼，她也会经常向不该转动的方向用力转动。长期的这种"自不量力"，最后终因感染医治无效而死亡了。当然了，她临死也是感觉不到疼的。

从以上这两个案例可以看出，疼痛虽然不是好事，让我们难受，但完全不疼也不是好事。因为痛感是人体必不可少的一种感觉，也是我们的身体患上某些疾病或受到伤害时的报警信号，甚至可以说是我们的身体在向外界寻求帮助。你的手划伤了，感觉到疼了，那么这种痛感其实就是在提醒你赶紧处理伤口：止血、消炎、包扎，防止感染。相反，如果你感觉不到疼，或者疼痛能力降低，受伤了也不知道，那么伤口就可能因为得不到及时的处理而流血不止，甚至出现发炎、溃烂等。这样下去，你的健康状况能不受到影响吗？

人体在一感到疼痛时，就会反射性地想要消除疼痛，这叫做防御性反射。这种反射是与生俱来的，不是后天习得的。人最初在疼痛中呱呱坠地，后来又在成长中磕磕碰碰，在烫伤、割破等疼痛的体验中成长，尝过"疼"和"烫"等滋味，才能"吃一堑，长一智"，行动变得谨慎。为了免受皮肉之苦，人体自然就形成了防御性的反射。

所以说，疼痛是人体天生就具备的一种危险警示信号，能保护着我们远离各种危险。我们的身体就好比是一件精密的机器，但当它出问题时，我们不能像检修普通机器那样，直接把机器的后盖打开，查找问题的所在。身体是个黑箱子，大多数情况下，我们都是借助箱子的表象来推测里面究竟发生了什么故障。修理机器的人——医生——也是根据这些线索，再加上一些能够窥探到机器内部的辅助技术（如抽血化验、拍X光片、照CT或核磁片等），来判断究竟是哪个部件出了怎样的问题。

因此，在多数情况下，身体的异常信号就成为医生判断疾病的重要线索。将从这个黑箱子搜集的多种信息综合判断，也成为医生们接近真相的最佳方法。当然，身体给我们的信号有很多种，这也是为什么医学院的学生在学医生涯的最初几年都要抱着一本厚厚的《症状学》反复翻阅的原因。

但在诸多种类的信号中，疼痛是一个很重要的信号。在临床上，疼痛与体温、脉搏、血压和呼吸并称为人体的"五大体征"之一。尽管疼痛很可恶，会让大家感到很不爽，而医生却需要根据患者对疼痛的描述，采取快速、准确的检查措施，初步对疾病的部位和性质作出判断。这也说明，能够拥有"疼痛的感觉能力"，帮助医生确诊疾病，并最终得到对症的治疗，大家还是应该对疼痛心存感激的。

比如，现在很多人都有头痛的毛病，来我这里就诊的头痛患者，有些往往用"头痛欲裂"来形容自己的痛感。这其实就是一些疾病的信号。如果你的疼痛多为跳痛、胀痛，有时还伴有恶心、呕吐、视力障碍等症状，那么就考虑是神经性头痛、脑血管病变或脑肿瘤等；如果是发作性的半边头痛，多数情况下是偏头痛；要是剧烈的头痛还伴有颈部疼痛和高烧，就可能是脑膜炎了。

再比如，有些患者来就诊时说自己胃痛，其实就是中上腹疼痛。这时我会认真地询问他们的症状，如果他们平时多表现为反酸、胃灼热，或者因进食不当（如进食冷、硬、带刺激性食物等）而疼痛加重，就会考虑是胃或十二指肠溃疡；但若是疼痛靠近后背，而且性质剧烈，这时就得考虑是由胰腺炎引起的疼痛了。

　　还有右上腹疼痛、脐周围疼痛、腰痛等，不同的"报警信号"往往也预示着不同的疾病。通过这些"信号"，医生也能更加准确地诊断病情，对症治疗。你看，若是等到严重了才知道，一切治疗都没有意义了。所以，有些疼痛可以让我们防患于未然，早发现、早治疗，病得晚，少遭罪，这也是幸福。如果没有这些疼痛的表现，又怎么能知道自己患病了呢？

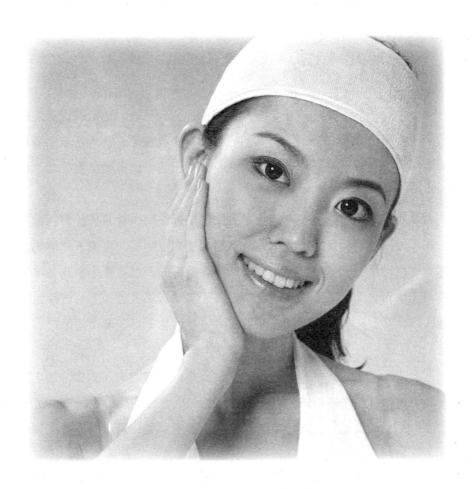

出现疼痛，要不要一直忍着

上个月，我的门诊来了一位30多岁的男性患者。他跟我说，近两三年他就经常感到腰部酸痛。可他一直没在意，认为这点小痛也不影响生活和工作，忍一忍就过去了。可一个月前的一次弯腰负重搬运，让他差点在轮椅上度过下半辈子。

我给他仔细检查后，发现这位患者腰部酸痛是因为他得了腰椎间盘突出症。按理说，腰椎间盘突出的患者是不能弯腰搬重物的，可他不知道呀，以为这腰疼也不是一天两天了，不耽误吃不耽误喝的，也不算个事儿。结果那次搬运让他当时就倒下了，双下肢顿时没了知觉。家人赶紧手忙脚乱地把他送到医院，来我这里就诊。幸好来得及时，我给他进行了及时的治疗后，才让他避免了瘫痪的危险。

对每个人来说，疼痛都是一生中体验最早、最多的主观感觉。也正因为这样，不少人都对疼痛的认识存在着一定的误区，遇到疼痛时，有人是"能忍则忍""能扛就扛"，认为"这点小病小痛不要紧，忍忍就过去了"；还有人甚至将自己这种忍受疼痛的能力视为"刚强""有毅力"。其实要我说，这都是对自己不负责任的做法。你忍着疼痛，其实就是忽视了身体患病的报警信号。你不善待自己身体，身体肯定也会对你不客气的。

大家要知道，疼痛感并不是一成不变的，可能忍一忍会消失，但也可能加重。咱们举个例子吧。轻微的疼痛就相当于一个小火苗，我们浇一碗水就灭掉了。你不管它，忍着，任其发展，等小火苗变成了一场大火灾，可能消防员来了也灭不掉了。我们临床上就经常遇到类似的患者，轻微疼痛可能吃半粒药就好了，但如果不管它，等到疼痛难忍了，必须吃一粒甚至两粒药时，才止住疼痛，但这个剂量的药物不良反应比半粒药就要大得多了。

上个月我的门诊就来了一位患者，让我印象特别深刻。这位患者是个70多岁的老大爷。他是怎么回事呢？这老大爷两个多月前感觉腰疼，但也没当回事儿，觉得人年纪大了，谁还没个腰酸腿疼的，于是就买了瓶红花油自己回家搽，搽了几天不管用，又买膏药贴。一周后，贴膏药还是没管用，腰疼反而越来越严重了，躺在床上疼得不能动，不能翻身，最后甚至到了疼得直哭的地步，这才跟孩子们说。孩子们赶紧把老人送到医院。

经过仔细检查，发现这老大爷的情况并不乐观，他的腰疼可能并不是单纯的腰部问题。于是我就让他做个全身检查，尤其必须要做个腰椎CT和核磁共振。结果发现，他的腰疼原因是肺癌的肿瘤转移到了腰椎，腰椎上有个瘤子，也就是我们常说的癌症骨转移，转移的瘤子压迫到了腰部神经，那是非常疼的，靠我们平时吃的普通止痛药或膏药根本不管用。

原来，这老大爷在两年前就查出了肺部结节，当时结节很小，他也是没在意，当然也没系统地进行治疗。结果，现在已经发展到肺癌晚期，出现了转移。这种情况再治疗起来就麻烦多了。

其实，一些恶性肿瘤在未发现原发灶时，直接表现的就是转移灶的症状，而身体某些部位的疼痛、麻木等，就是主要症状之一，但患者往往会忽视。一般容易发生脊椎腰椎骨转移的恶性肿瘤有乳腺癌、肺癌、前列腺癌等，这些原发肿瘤的症状非常不明显，可能只有转移到其他部位时，才会表现出一些症状来。

可见，疼痛虽然常见，危害性却不可小视。即便不是什么大毛病，一些小打小闹的疼痛也会让你浑身不自在，比如头痛可能让你睡不好觉，牙痛可能让你吃不下饭，嗓子痛让你说不出话……这是最常见也最直观的感受。当身上出现了某些疼痛，你却不重视它，反而扛着、忍着、硬撑着，甚至还坚持去上班、去工作时，那么你的精力和思维肯定也会受到影响，工作效率明显降低。

这还不是最关键的，关键的是，长期的疼痛还会导致我们身体免疫力下降，甚至诱发一些疾病。现在不少老年朋友都患有关节痛，疼痛初发时可能仅仅是局部的轻度充血水肿，但如果你硬忍着，不及时处理，反复发作就会造成局部纤维化，造成关节僵硬，也就是出现了器官功能障碍，形成骨关节病。而且，持续的疼痛还会引起精神上的抑郁。因为疼痛会导致体内压力的增加，引起荷尔蒙皮质醇水平升高，继而影响身体的免疫系统，影响你的精神系统，引发情绪低落等抑郁症状。

所以说，面对疼痛时，我们还是"娇气"一点儿比较好，哪怕是当"娇小姐"，也别当"英雄汉"。大家理解这个意思吧？

"虽然不是病，但疼起来真要命"，这肯定是很多人都有过的体验。就算面对疼痛的"硬汉""英雄"，恐怕也尝试过疼痛这一"酷刑"带来的滋味。

其实从某种程度上来说，疼痛是我们的身体对刺激的一种积极反应，甚至是具有防卫作用的反应，对于机体的正常活动具有保护作用，提示我们要正视身体发出的警讯。疼痛可能不一定与疾病的严重性成正比，有一些疾病很严重，甚至是致命的，但疼痛却不是很剧烈，像一般的心绞痛。还有一些疼痛因为掺杂心理因素，疼痛很剧烈，但往往并没有明显的器质性病变，比如大家都十分熟悉的紧张性头痛等。

因此，当你对身体出现疼痛时，千万别忍着扛着。要学会对疼痛进行初步的分析、判断，然后再决定是采取自我治疗还是去医院找医生看病。毕竟产生疼痛的原因有很多，也涉及很多疾病。及早诊治，不但能将疼痛控制在最低程度，尽快解除痛苦，还能将一些疾病"扼杀"在萌芽中，否则可能会延误病情，导致病情加重或恶化。

痛是信号，但也不能盲目止痛

疼谁没疼过？一点儿疼都不能忍，是不是太娇气了！如果轻微的一过性疼痛，一般人都能忍受，但如果是严重的剧烈疼痛，或持续性疼痛，大部分人都是无法忍受的，其实这也预示着你的身体可能出了问题。

身体出现比较严重的疼痛后，我们的第一反应就是赶紧止痛，让疼痛消失。比如胃痛，感觉疼痛难忍时，就想赶紧吃点止痛药，让胃不痛；出现腰疼时，要么吃点止痛药，要么贴一贴膏药，要不就找人按摩推拿一下，希望快点缓解疼痛。

不过，我在这里要郑重地提醒大家：虽然我们每个人都不想跟疼痛沾上边儿，出现疼痛就想快点止住，但有些疼痛却是不能随便止的，因为这样不但可能会掩盖一些疾病的症状，还可能会加重病情的恶化。

我有一位患者，是一位患有腰椎间盘突出的老太太。她的腰疼有两年多了，平时疼的时候就吃点儿止痛药或贴几贴膏药，后来疼痛加剧，吃止痛药不怎么管用了，她就听人说按摩管用，于是自己到按摩院去做按摩，希望能止痛。殊不知第二天，她的腰痛不但没减轻，反而比之前更严重了，甚至疼得直不起腰来了。

家人连搬带抬的，把老太太带到我这来了。我给她检查一下，发现她不但患有腰椎间盘突出症，还因为按摩师傅的按摩手法太重，导致她的腰部出现了加重神经性水肿，所以腰疼得也更厉害了。

身体出现疼痛时，吃止痛药、按摩、贴膏药，可以在一定程度上缓解疼痛，但有个重要的前提，就是你必须先弄清疼痛的原因是什么。如果只是轻微外伤或轻微的肌肉劳损等引起的疼痛，没有造成身体内部的损害，偶尔吃点止痛药，或按摩按摩、贴几副膏药等，也是可行的，疼痛止住就行了。但有些疼痛却不是你这么简单对付一下就"屈服"的，它很可能是身体某个部位病变的信号。比如，在一段时间内出现腰痛、腹痛、背痛，或某个部位出现经常性的疼痛、胀痛、酸麻等，都说明你身体的某个部位正在向你拉响警笛，告诉你："我生病了！"此时，如果你自作聪明，自己随便吃点止痛药或找人按摩一下，那只会是"聪明反被聪明误"。即便疼痛真的被你强行止住了，也不见得就是好事。真正聪明的做法，是尽快去医院就诊，查明病因，对症治疗。

而且，也不是所有的疼痛都适合吃止痛药、按摩、贴膏药。对于一些神经炎症所引起的疼痛，止痛药只能暂时缓解疼痛，对病情却不会有丝毫缓解，而且还可能会因此而掩盖真正的病情，延误治疗；强烈的或轻率的按摩可能会扩大炎症范围，加重水肿（我的这位患者就是这个情况，结果疼痛程度往往"愈演愈烈"），而膏药仅仅适用于轻微的劳损，对于内源性疼痛是没什么效果的。

通常比较困扰大家的是一些慢性疼痛，如腰痛、偏头痛、三叉神经痛及其他神经性疼痛等。一般情况下，我们把疼痛分为三大类，第一类是关节痛，包括腰腿痛、颈椎病、颈椎间盘突出症、腰椎间盘突出症、膝关节炎、足跟痛、颞下颌关节功能紊乱综合征等；第二类是软组织疼痛，包括急慢性腰扭伤、腰肌劳损、腰背肌筋膜炎、梨状肌综合征、腱鞘炎、肩周炎、网球肘、软组织损伤等；第三类是神经痛，包括三叉神经痛、肋间神经痛、坐骨神经痛、带状疱疹后遗神经痛、神经损伤后疼痛、中枢性疼痛、幻肢痛、残端痛、糖尿病性神经痛、交感神经相关性疼痛、复杂的局部疼痛综合征等。

除上述三类疼痛外，还有一种疼痛不容忽视，就是癌痛，这也是类型最多、机制最复杂的一类慢性疼痛。到了癌症晚期，患者自己往往都说不清究竟是哪里疼，只是感觉疼痛难忍，而且是成片甚至全身都疼，有时就连翻身、喘气都会带来难忍的暴痛，不少患者因此无法进食、睡觉和进行简单的活动。

所以，在这里我也要提醒大家，一旦身体出现疼痛，应及时到医院就诊，弄清产生疼痛的病因，再有的放矢地进行治疗。疼痛性疾病往往病因复杂，表现也是症状各异，尤其是一些长期、慢性和反复发作的疼痛，大家更不能盲目止痛。就拿我们都非常熟悉的网球肘来说，有的是由肘关节病变引起的，也有的是由颈椎疾病引起的。如果你不弄清原因就凭借自己的那些所谓经验吃止痛药或按摩止痛，就容易陷入"哪儿痛治哪儿"的误区，而不是"哪儿病治哪儿"。相反，如果我们能先查明病因，再针对具体病因在不同部位进行治疗，才能从根上对病症进行治疗，也才能很快治愈甚至根治病痛。

总之，对待疼痛，我希望大家能记住这样一个原则，就是：诊断是"的"，治疗是"矢"。只有在医疗过程中有的放矢，才能在不伤害身体的前提下，真正打败疼痛，成为掌控自己健康的主人。

急性疼痛与慢性疼痛要区别对待

疼痛是由于机体内外较强刺激所产生的一种临床症状。在临床上，按照持续的时间，我们将疼痛分为急性疼痛和慢性疼痛。

急性疼痛通常发生于创伤、手术后或各种内外科急症方面，如外伤、骨折、心梗、急性胰腺炎、胆绞痛、肾绞痛、急性阑尾炎等，有自限性，当组织损伤恢复后即减轻。

慢性疼痛通常指疼痛持续一个月，超过一般急性病的进展，或超过伤口愈合的合理时间，或与引起持续疼痛的慢性病理过程有关，或间隔几个月、几年就复发的疼痛。平时大家常见的慢性疼痛包括：软组织、关节和骨疼痛，如各种骨关节炎、创伤后畸形性疼痛、头痛、腰痛、烧伤后疼痛；深部组织和内脏痛，如心血管疼痛、眼痛、口面部疼痛、慢性妇科疼痛、泌尿生殖系统慢性疼痛等；神经和神经根损伤性疼痛，如三叉神经痛、带状疱疹后遗神经痛；中枢性疼痛，如脑损伤、肿瘤、帕金森病；老年性疼痛，如各种颈椎病、腰椎间盘突出症等；还有就是癌性疼痛。

目前，世界各国医学界都认为：急性疼痛是一种症状，慢性疼痛是一种病。怎么理解这句话呢？大家光看字面意思，应该就能明白一二。急性疼痛既然叫"急性"，肯定是在短时间内出现的急剧、短暂、局部的疼痛，这其实是一种信号，提醒你的身体正在遭受某种伤害，需要你马上注意并及时躲避。比如，你突然肚子疼，医生会说你是不是阑尾炎呀？如果是阑尾炎的话，就得赶紧治疗或手术切除；要是你突然感觉胸部疼得很厉害，那是不是心脏病犯了？等等。这些情况比较急的疼痛，就是你身体某些部位出现问题时所表现出来的症状，提醒你赶快去就医或规避危险。

如果你不能在急性疼痛初始状态下就把它"降住"，让疼痛持续一个月甚至更长时间，它就可能发展为慢性疼痛。比如咱们老百姓经常说的残肢痛、患肢痛，如果在截肢后不能及时止痛，很多患者的疼痛就会变成慢性疼痛。一些骨科手术后，原发病已经治好了，但仍有20%～40%的患者还有慢性疼痛。本来是腰腿痛，开完刀后，腿不痛了，但腰还痛，这就是急性痛转成了慢性痛。

在中医上，我们对急性疼痛和慢性疼痛是要区别对待的。"急则治标，缓则治本"，这是中医对待疼痛的治疗法则，西医也会遵守，应该说是中西医治病的通则。什么意思呢？就是说在一般的情况下，当我们医生遇到急性疼痛时，可能来不及详细地询问患者的病史，让患者做细致的检查，而是在简单问询观察后，先将"治标"——止痛作为我们的第一要务。等到疼痛缓解、病情稳定之后，我们再详细地给患者进行检查，明确诊断。如果患者存在一些根本性的病症时，再以解决根本问题为治疗原则。比如你脾虚，那我就给你健脾；你肾虚，我就给你补肾；你阴阳失调，我就给你调整阴阳……就是这么个意思。

而对于一些慢性疼痛患者，比如椎间盘突出症、关节劳损等，来我这里就诊时，我就尽量从"本"上来给他们解决问题。打个比方来说，我们人体内的病痛就像是一棵大树，你某个部位疼了，就把这个部位的"树枝"修修剪剪，疼痛是暂时止住了，但只要有树根在，树枝就会再次发芽、生长，疼痛也会再次复发。但如果我们直接把这棵大树的根拔出来，你还愁这棵大树不倒吗？

这么跟大家说，大家可能理解起来还有些困难，我再给大家举个例子吧。有一天，我的门诊来了一位患者，是一位60多岁的老人家，他在5年前做了一次疝气手术。疝气是咋回事呢？就是人体的组织或器官有一部分离开了原来的位置，通过人体间隙、缺损或薄弱部位进入到另一个部位了，俗称"小肠串气"，咱们简单的理解就是某个器官错位了，本来该在左边待着，它非要跑到右边去溜达溜达，结果引发了一系列病痛。

老人家当时在做完手术后，身体恢复得很顺利。但从去年开始，他的伤口部位开始出现疼痛，他也没当回事，想着都这么久了也没复发，疼一点儿也不是啥大事。于是就自己到当地的门诊打了几针，疼痛有所缓解。可到今年，他的疼痛又复发了，而且这次的疼痛来势凶猛，用他自己的话说就是"疼得已经活不下去了"。

在当地几个医院治疗后，效果都不明显，他在家人的陪同下来到北京，到我这里就诊。我给他做了详细检查后，认为他是因为疝气手术后伤口的急性疼痛转为了慢性疼痛，原因是手术后医生未能做好相应的术后镇痛或镇痛不全，导致疤痕压迫神经末梢，最后引发了慢性疼痛。

针对这位患者的病情，我在治疗时就不能简单地给他开点止痛药，或只对伤口部位止痛，而是考虑从根本上将疼痛"连根拔起"。我先取太冲、大敦、关元、归来、三阴交等穴位给他针、灸，以调节经络气血运行，消肿散结，达到行气止痛的目的，又给他开了几副汤药。这样治疗了大约两周，老人家的疼痛基本消除了。

通过这个案例，其实也是在提醒大家，当你的身体某部位出现急性疼痛时，一定不要忍着、硬挺着，有些疾病，像带状疱疹后遗神经痛、糖尿病周围神经病变、腰腿痛、骨性关节炎、下肢动脉闭塞症等，久拖不治，就可能会令急性、简单的疼痛发展到慢性、复杂的疼痛。一旦成了慢性疼痛，你不但要饱受疼痛的折磨，还可能令机体各系统功能失调，免疫力低下，健康每况愈下。等你想好好治疗时，还增加了治疗难度。

健康这个东西呀，也像爱情、亲情一样，"曾经有一份健康摆在我面前，我没有珍惜，直到失去才后悔莫及"。当我们的身体这部复杂精密的机器正常运转时，我们不会感觉到它的存在，只有当机器出故障时，我们才会体会到它的重要性。

只有"不通"才痛吗

稍微了解点儿中医的朋友，对"不通则痛，通则不痛"这句话应该不感到陌生吧？其实这里面还隐藏着健康长寿的奥秘呢！

我们首先来看这个"痛"字。中国的汉字仔细研究起来是很有趣味的，比如"痛"这个字，单从字面上来看，它是由一个"疒"字旁和一个"甬"组成的。"甬"是什么意思？在《康熙字典》里，"甬"的解释为"甬道"，也就是道路的意思。而我们说"痛"是身体的一种感觉，那么这里"甬"所指的道路当然就是身体里面的道路了。身体里面的道路又是什么呢？就是我们传统中医里面所讲的气血经脉，即普通老百姓常说的"血脉"。

既然"痛"字里面的"甬"指的是身体里面的道路——血脉，那么"痛"字除了"甬"外还有一个"疒"字旁，"疒"当然就是生病的意思了。

现在，我们把这两个部首合起来讲，就是道路生病了。道路生病的结果是什么？就是路被堵住，不能通车了。我们现在讲的是身体里面的道路，也就是血脉生病，结果当然就是血脉不通，气血运行受阻了，不再能满足身体某些部位的营养需求，那么这些部位就会表现出"痛"感。这就是中医所讲的"不通则痛"的道理。

明白了"不通则痛"的道理后，我们再来看看这个"通"字，它也包含"甬"这个部首，另外还有个"辶"。"甬"指的是道路；"辶"俗称"走之旁"，简称"走之"，顾名思义，也就是一直不断地流动，很通畅的样子。因此，"通"字的意思也就很容易明白了，即道路运行畅通无阻。具体拿我们的身体来讲，就是指身体血脉运行得很通畅，身体各个部位的气血供养都很充足，这样自然就不会有"痛"的感觉，也就是"通则不痛"了。

现在，大家对"不通则痛，通则不痛"这句听起来有点儿像绕口令的俗语理解了吧？它其实就是对血液在人体中运行作用的一种描述。因为血液在身体里运行，通畅是最重要的。血液运行不通畅了，瘀血就会留在人体中，不仅不能起到正常的濡养作用，还会影响局部甚至全身的血液运行，造成疼痛、出血或经络阻塞不通等情况，引发许多健康问题，如头痛、痛经、胃脘痛、腰痛、腿痛、小便不通等。

我老家有一位老邻居，以前经常腿疼，疼得走路都感觉费劲，躺在床上翻身也觉得不舒服。他这个毛病已经好些年了，自己总担心是腰椎间盘突出或坐骨神经出了毛病，曾找我看过。我给他检查后发现，这其实既不是腰椎间盘突出，也不是坐骨神经痛，就是腰肌劳损导致的血脉不通。本来血流不通畅就容易引发疼痛，一旦再遭寒邪侵袭，致使经脉凝滞，血行受阻，疼痛就更甚了。

这也就是说：当我们的身体血脉不通时，疾病就会找上门来骚扰我们，而且还不愿空手来，经常给我们带点儿"礼物"——各种疼痛；相反，倘若身体血脉畅通的话，病痛就不敢来了，我们自然也就更容易健康、长寿。

说到这，可能有人要问了，说李教授，那是不是只要血脉畅通，我们就一定能保持身体健康呢？

我的回答是：不一定？

怎么又不一定了呢？不是说血脉畅通，人就不生病吗？这不是自相矛盾吗？

别急，听我慢慢给大家解释。对于我们每个人来说，血液就像河流里的水，在它不断流动的过程中，将我们经过消化吸收食物所得的营养物质输送到全身各处，滋养着身体里的每一块"田地"。在风调雨顺的日子里，河流水源充沛，田地里的庄稼能得到及时的灌溉，苗壮生长。可一旦河流水源短缺了，田里的庄稼得不到及时充分的浇灌，这时肯定就会打蔫、枯萎。

对人体来说，血液不足时，就像田地里的河流水源短缺一样，不能充分供给身体的营养需求。如此一来，身体上各块"田地"里的"庄稼"肯定也会有相应的反应。血液不足以濡养头目，人就会出现头晕头痛、面色萎黄等现象；血液不足以濡养经脉和肌肤，人就会手酸腿麻；血液不足以养心时，人就会出现心神失常、胸闷气短；血液不足以濡养任、冲二脉，女性就会出现月经量少、痛经甚至闭经等问题……这些因气血不足、失于濡养导致的各种病痛，就不能称为是"不通则痛"了，而是"不荣则痛"。

以上我所讲的"不通则痛"和"不荣则痛"，也就是我们中医所说的两大致痛机理。经络筋脉气血运行不畅，壅滞不通，形成的疼痛就是"不通则痛"；而气血亏虚，身体因失于濡养导致的疼痛，就是"不荣则痛"。

虽然疼痛的感觉大同小异，但不同原因导致的疼痛，治疗的方法也不同。就拿女性朋友最熟悉的痛经来说，中医认为痛经发生的原因有两种，一是实证，即"不通则痛"，是由于气血运行不畅造成的痛经，这类疾病在治疗时就应活血化瘀，祛瘀止痛；还有一种是虚证，即"不荣则痛"，是由于气血虚弱或肝肾亏损造成的，这类疾病治疗时就要注意调补，补养气血或滋补肝肾。只有这样对症治疗，才能既能治标又能治本，从根源上祛除疼痛的困扰。

以"小痛"治"大痛"，让自己痛并快乐着

说到疼痛，大部分人应该都曾深有体会。当你身体某部位出现疼痛后，你是怎么处理的？估计有人会说：轻微的疼痛，能忍就忍了，实在忍不住的就吃点止痛药，一般很快就能止痛，又省事又方便。

对这两种处理疼痛的办法我不是太赞同，第一种疼痛如果只是由轻微的外伤引起的"小疼痛"，处理方法勉强能认可一二，比如腿不小心碰到柜子边了，或者胳膊不小心撞墙上了，有点轻微疼痛，可以忍受，忍一会儿就过去了。但比较严重的疼痛就单靠吃止痛药止痛，这个方法我是不太赞同。吃止痛药虽然方便省事，一口水送下去，坐在椅子上看看书或看看电视，等着疼痛自己消失就行了，但止痛药也有不少副作用，经常吃对身体有很大损伤，这点我们在下一章会有很详细的讲述。

不让吃止痛药，又不能忍，有没有什么两全其美的办法呢？当然有，中医在这方面的办法还是很多的。我推荐给大家的好办法就是：严重、剧烈的疼痛马上到医院就医；如果不是器质性病变，只是伤筋动骨了，或者是一些慢性病痛，可以找中医针、灸，也可以自己在家做做按摩、刮痧、艾灸、刺血、拔罐等。

说到这，肯定有人张大了嘴，一脸的惊讶："啊？针、灸？还要刺血？那得多疼呀！在外面按摩院做几次按摩，都快把我的骨头按散架了，现在还疼得不敢动呢！这又要针、灸又要刺血的，不是痛上加痛了？"

针灸到底疼不疼？如果我说一点儿都不疼，那有点骗人了，毕竟是一根

针扎入你的肉里。但针灸疼痛的程度取决于两个方面：一个是医生，一个是患者自己。

一个针刺手法好的医生，在他的针刺入患者体内后，患者的局部会产生酸、麻、胀、重、疼等感觉，称为"针感"。这是针刺得气的反应，你千万别觉得这不好，恰恰相反，这是一种好的反应。大家应该有被针不小心扎过的经历吧？回想一下，在被针扎时，是不是首先感到皮肤有一阵刺痛？但针灸的感觉与你不小心被针扎一下的感觉是相反的，针灸的疼痛、酸麻感不是存在于你的表皮，而是来源于针尖所到的部位，而且这个部位可达到直径5厘米，甚至更大。如果你又比较放松，能很好地配合医生针、灸，不让浑身的肌肉都绷得紧紧的，那么针刺你的感觉就像夏天时被蚊子叮一下一样，比平时静脉注射的痛感轻多了。而刺入穴位后，你马上就会有一种非常舒服的感觉，就像是按摩弹拨你那劳损的肩背一样。

相反，如果你遇到的是个针刺手法"有点水"的医生，针刺的疼痛就会集中在皮肤表层，让你产生一种牵拉皮肤的刺痛，跟上面非常舒服的"疼"发生的部位是不同的。要是你再比较紧张，肌肉绷得紧紧的，害怕得哆哆嗦嗦的，那结果肯定就是怕什么来什么了。

所以，如果你针灸时能找到一个手法儿好的针灸医生，同时自己也要配合医生，全身放松，那么你基本不会被针刺的疼痛困扰的。只是有些穴位比较特殊，比如涌泉、人中等，穴下神经丰富，手法多好的医生给你针、灸，你都会感到很疼。但我们也可以换个角度想问题，1984年，中国中医研究院研究者就指出：针刺镇痛的本质是以小痛（针刺）通过脊髓痛负反馈调节机制抑制大痛（疾病或手术引起）。用这点"小痛"来对付我们身上的"大痛"，立竿见影，而且还没有吃止痛药的副作用，光这点好处，就值得我们忍一下针刺的疼痛了，大家说是不是这么个理儿？

和针灸比较相似的另一个疗法是刺血。说到刺血，很多人都觉得很害怕，都扎出血来了，肯定特别疼呀！有一位来我这里就诊的头痛患者，我提议给她刺血，结果给她吓得不行，说让我先给她打点儿麻药或涂抹点儿止痛麻醉剂，减轻疼痛，然后再刺。我说你这纯属是画蛇添足没必要，因为用三棱针刺血，疼痛感是很小的，跟针、灸灸几乎一样。而且我刺血讲究一个"快"字，这边有一句没一句地跟她聊着，那边两只手已经在工作了，结果等我都刺完了，她还没感觉痛呢！

这种方法对治疗某些局部疼痛非常有用，有时我一伸手就是七八个针孔。大家自己在家也能进行刺血，具体方法我们在下一章里会详细讲。大家要记住，在刺血时，动作一定要快，这个你可能得多练习练习才行，要是你能练成无影手，那恭喜你，功夫已经不得了啦！还有就是将局部皮肤绷紧再刺，锋利的针尖抵住皮肤轻轻一压，血就冒出来了，并不感到疼痛。

刮痧也是一种常见的治疗疼痛的方法，相信很多读者自己在家也经常刮痧吧？不少人觉得刮痧一定是疼痛难忍，刮得"惨不忍睹"才是最高境界。其实不然。刮痧并非刮得越疼越有效，也不是刮得又黑又紫才好，只要让刮拭部位出痧后呈现微红色或紫红色就可以了。要刮到这种程度，痛感也是完全可以承受的。

拔罐、艾灸和按摩等，也会感到一些疼痛，但大家可根据自己的承受能力自行掌握。如果你比较怕疼，按摩时手法就轻一点；艾灸时，时间也可以稍稍短一点，或距离穴位稍微远一点。只要方法正确，灵活进行即可。

总而言之，利用针灸、刺血、刮痧、拔罐等手法，对治疗身体各部位的病痛是颇有疗效的，即使会让你觉得有一点点"小疼痛"，但只要能止住折磨你的"大病痛"，这点小牺牲也实在不叫个事儿了！

止痛药可以吃，
但别吃成依赖症

止痛药家家都备，很多人也常用。采取"遇痛即止"是现代人对自己不负责任的现象，依赖止痛药也是一种病，是给身体埋下更大的隐患。

止痛药是怎么发挥效用的

著名作家池莉有一本小说，名字叫《有了快感你就喊》，据说非常畅销。那有了疼痛怎么办？

忍，估计有一大半的人会这么干；剩下的一小半，会自己买点止痛药吃。认为需要找医生查查自己到底有什么问题的，寥寥无几。

很多人可能都有过这样的经历：早晨刚刚起床，便计划着一天的工作：今天得见哪几位客户，今天得跟王总、李总见面聊聊项目，今天得让秘书落实几件重要的事……想得正起劲儿的时候，突然一阵头痛袭来，疼得你眼冒金星。于是赶紧找出药箱，吞下两片快速止痛药，恨不得马上见效，免得一天的工作计划就此泡汤……

不过，你可曾想过，这些药物为什么能止痛，而且速度还那么快？

在这里，我就给大家简单地说说，让大家看看这些从你嘴里吞入的止痛药在你的体内经历了什么样的历程，又是如何抗击疼痛的。

根据不同的作用机理，止痛药大致可分为阿片类止痛药和非阿片类止痛药两种。阿片类止痛药以吗啡、哌替啶为代表，又称麻醉性镇痛药，镇痛作用很强，但副作用大，反复使用会成瘾，故而一般只在外科手术、癌症治疗等需要强效镇静的场合才使用。国家对这类药品有着严格的管理制度，你不能说想快速止痛，就让医生给你用这些药物，这是不能随便使用的。

这类药物是怎样在人体内发挥作用的呢？光看这个药物名称，我想大家应该就能了解一二吧？阿片是什么？英文名为opium，"鸦片"的意思。这回清楚了吧？阿片类物质就是从罂粟——也就是我们平常说的大烟中，提取出的一种生物碱。这种化学物质是由德国的一个名叫弗里德希·泽尔迪尔纳的药剂师在1803年首次提取出来的，并以希腊神话中的梦境与睡眠之神——摩耳甫斯的名字将其命名为morphine，也就是吗啡。

吗啡具有强大的镇痛作用，持续时间长达4～8个小时，而且几乎对所有疼痛都有效果。尤其在癌痛晚期，医生一般都会给患者使用吗啡来止痛，其止痛效果是哌替啶的10倍。因为吗啡在进入人体后，可快速与人体内一种名为阿片受体的蛋白质分子相互作用，从而起到阻断痛觉通路的作用。痛觉通路被切断了，疼痛当然也就不能再"嚣张"了。这也就是我们中医常说的止痛原理之一："阻断神经"。

吗啡在进入人体后，会经过循环系统迅速进入到我们人体的器官和组织当中，如肝脏、脾胃、肾脏等，甚至包括体液、毛发及皮肤。除此之外，吗啡还能进入大脑，甚至是女性的胎盘组织当中，发挥麻醉止痛的效用。但正如我们上面说到的那样，阿片类药物虽然效果强劲，但负面效果也很严重，不但会引起恶心、呕吐，还可能导致成瘾问题。你一旦停用，就会感觉疼痛难忍，服用后，就会觉得好一些。如此恶性循环，必然会给身体造成严重损害。

还有一类是非阿片类止痛药，以大家熟知的阿司匹林为代表。这类止痛药因显著、安全的疗效，常被用来治疗头痛、发热和感冒等症状，其他常见的还包括芬必得酚咖片、必理通、白加黑、泰诺、百服宁等。

另一个最常见也最常用的是对乙酰氨基酚，也称对乙酰氨基酚，是一种常用的退热、止痛药物，经常用于头痛及其他轻微疼痛，是许多感冒药和止痛药的主要成分。它的镇痛作用主要是通过减少人体内前列腺素的合成释放而实现的，因为前列腺素会"放大"疼痛信号。对其进行抑制，即可达到减弱甚至消除通感的作用。

此外，由于对乙酰氨基酚的分子很小，能迅速通过血脑屏障，也就是由脑毛细血管组成的一层阻挡有害物质随血液进入脑部的保护网，在对付中枢神经引起的头痛较有疗效。目前在临床上，对乙酰氨基酚多用于缓解轻到中度疼痛，其中最典型的就是头痛。

对乙酰氨基酚进入人体内以后，代谢速度是很快的，其中大约90%～95%都是通过肝脏代谢，而且通常在24小时内就能从肾脏中排泄出去，残留物少，副作用也比较小。不过，你可别以为这样就完全不会对身体造成什么副作用。由于需要通过肝肾参与代谢，所以在服用时多留心一下，你就能发现这类药物的说明书上写着"肝肾功能不全者慎用"的字样。如果患有肝、肾方面的疾病，建议你最好尽量少用或不用这类止痛药。大量滥用，很容易会对肝脏造成严重损害。

那么，服用多少算是"大量滥用"呢？美国药监局规定，对乙酰氨基酚的成人每日最大推荐摄入量不得超过4克。所以，如果一定要服用，也一定要遵照医嘱或按照说明书服用，不要擅自增大药量。

看到这里，相信大家对止痛药的原理和作用都有了初步的了解，对它们的效果、起效速度、副作用等问题也能做到心中有数。我要跟大家说的是：止痛药不是不能吃，它可以吃，但一定要在医生的指导下科学地服用，不能自己到药店随便买几种，回家就吃起没完，哪儿疼都吃，头疼吃它，肚子疼还吃它，这是很危险的。姑且不说经常吃止痛药的副作用，疼痛出现了，你不弄清楚缘由，光知道止痛，很容易忽略病情，错过治疗的最佳时机，这才是最让人担心的。希望大家能够重视我的忠告！

别把止痛药当成止痛法宝

"**止**痛药效果就是好，吃完马上就不疼了！"这是我在门诊上经常听到患者说的一句话。但大家可能不知道，在你利用这种简单、有效的止痛方法来止痛的背后，止痛的药物很可能会造成你体内多个脏器的损伤，如肾、胃的损伤等，甚至会导致出血倾向。

我有一个朋友，有腰痛的毛病，好多年了，可他一直没到医院看过，也没找过我，因为他说自己有对付腰痛的"妙招"。有时见面我也问他，腰痛怎么样啦，他就说最近不疼了，很好，我也没再多问。

可后来他发现，自己的腰痛越来越厉害，而一用"妙招"，胃又会难受得厉害。不得已，他才到医院检查。结果医生告诉他，他因为过度服用止痛药，破坏了胃黏膜，导致胃部糜烂，形成了溃疡，而他的腰痛是因为得了腰椎间盘突出。原来，他每次对付腰痛的"妙招"就是吃止痛药。结果吃药也只是治标不治本，腰痛发作次数越多，止痛药吃得也越来越多，最终不仅没能解决腰痛问题，还吃成了胃溃疡。

还有一位朋友，有慢性胃炎，我多次嘱咐他生活要有规律，尤其一日三餐，一定要按时吃。平时在家时，一日三餐还有妻子提醒，可一旦碰上出差，他的胃就要跟着受罪了。上个月，他到外地出差，有一天下午因为忙开会就没顾上吃晚饭，结果下半夜时胃部突然剧痛难忍。为了不影响第二天的工作，他就吃了几片止痛药。可疼痛不但没减轻，反而更厉害了，最后被同事送到医院检查才知道，他因急性胃炎发作而乱吃止痛药导致病情更重了。

日常生活中，胃痛应该是个很常见的病，很多人可能都本着"兵来将挡，水来土掩"的老习惯，疼痛了，马上吃几粒止痛药。其实这样不但不能缓解胃痛，反而还可能加重病情，甚至引发胃穿孔、胃出血等严重的上消化道并发症。

止痛药的正规名叫"解热镇痛药、非甾体类抗炎药"，对发烧性头痛、运动后肌肉疼痛等，确实有一定的效果，但它独独对胃疼束手无策，你说有趣不？而且止痛药最常见的副作用就是损伤胃黏膜，造成胃痛加重。其实最好、最安全的止胃痛的方法，就是通过穴位按摩、艾灸、贴敷等方法来止痛，不但起效快，而且没任何副作用。当然，如果你一定要吃药的话，最好别吃止痛药，得吃"胃药"才行。

比如，你如果是胃痉挛引起的胃痛，表现为上腹部剧烈绞痛，有时还会呕吐，应及时服用解痉药，如阿托品、溴丙胺太林、复方颠茄片等，来缓解胃部痉挛；如果是规律性的上腹痛，进食后约1小时开始的，可能是胃溃疡引起的，应服用抑制胃酸类药物，如西咪替丁；如果合并有腹泻、呕吐等现象，则可能是急性胃肠炎，此时应服用保护胃黏膜的药物，如胃炎颗粒。

当然，即使你是一位老胃病患者，出现胃痛时，我也不建议你在家里自行服药，尤其是出现与往常不一样的症状时更要注意，最好能及时到医院检查，防止病情恶化。如果是新发病的患者，也应先弄清楚是什么原因导致的胃部不适，再对症治疗。

因为身体某部位疼痛而吃止痛药吃出问题，这样的事例举不胜举，我在门诊就经常遇到这样的情况。有些患者把止痛药当成止痛法宝，腰疼了，肚子疼了，腿疼了……图省事儿吃上几粒止痛药。殊不知，这样的做法是非常错误甚至是非常危险的。市面上的止痛药物多数都是消炎镇痛药，虽然有镇痛作用，但对肠胃、肝脏、肾脏等都会有一定的副作用。

我的一位患者，是个30多岁的女白领，因为偏头痛一直不好来我这里就诊。她跟我说，以前每次头痛一发作，她就吃吲哚美辛来止痛。一个多月前，她感到全身乏力、嗜睡，眼皮水肿，口干舌燥，还出现体重减轻、关节疼痛的现象，同时小便增加，尤其夜里，总想起来解小便，还伴有尿频、尿

急、血尿等症状。这时她才有点儿担心，到医院一检查，结果是：红细胞3个
＋号，尿蛋白和白细胞各2个＋号。结合她以往的服药经历，医生告诉她，她
的肾脏已出现明显的损害，为"止痛药性肾损害"。

　　近年来，国内外有许多因服用止痛药而发生肾毒性作用的报道。目前，
止痛药引起的肾功能不全已占药物引起的肾功能不全的37%，而且服药超过3
个月就会出现不适症状。你看看，本来是为了图方便、图省事，结果不但没
治好原来的旧病，还可能会引出新病来。

　　所以，作为一名疼痛科的医生，我有必要提醒大家，千万别把止痛药当
成法宝，任何一种止痛的药物，经常服用都会或多或少地给身体带来损害。
大家都熟知甚至常吃的阿司匹林、对乙酰氨基酚、布洛芬及一些复合制剂如
APC、索米痛片等，对头痛、颈项痛、肩臂痛、关节痛等的确有一定的疗效，
但如果你把它们当成宝贝，哪儿疼了就吃，长期服用，身体就会渐渐产生耐
药性。今天你吃一粒管用，过几天再吃一粒可能就不行了，就得吃两粒、三
粒才管用。这样一来，你用药的剂量就会越来越大，不用即感到疼痛不适，
最后甚至出现"药不离身"的现象。

　　大剂量、长期服用止痛药的后果，不仅会引发严重的肠胃反应，诱发胃
溃疡、胃出血等，还会导致肾脏损伤，或者血液系统疾病、心血管疾病等，
都会找上你。一片小小的止痛药，就会引来这么多麻烦的问题，你还敢随便
吃吗？

盲目服药止痛，可能会掩盖真实病情

每次在门诊的短短3个小时里，总有几个患者一走进诊室跟我说的第一句话就是："医生，快点给我打一针止痛针吧，用最快、最好的药。"这种情况在门诊非常常见，患者因为无法忍受疼痛的折磨，常常要求用效果最好、止痛最快的药，或要求我多给他们开几种药，在疼痛时一起吃。

每当这个时候，我都耐心地给他们解释，大家来我这里是为了治病止痛的，但我们绝不能单纯地为了止痛而止痛。我给你打一针强效止痛针，你的疼痛是暂时止住了，可我接下来该怎么给你诊断呢？

比如，有些患者是因为腹部剧烈疼痛来就诊的，则可能是胃的问题，但也可能是胃部周围其他脏器，如肝脏、胆囊、胰腺等出现了问题，像胆结石、胆囊炎、胰腺炎等。我给你打一针止痛针后，你的疼痛是缓解了，可你疼痛的部位、性质及规律等，却已经被止痛药暂时掩盖了，这就让我难以详细地观察病情，判断你患病的部位，可能造成误诊，致使腹腔内的病变进一步恶化。本来是胰腺炎引发的疼痛，我给你诊断为胃痛，治不好，就算你不来找我，我自己也不愿意砸自己的牌子，对吧？

我们前面一直在强调，疼痛其实是身体疾病的信号，是在向你"报警"，告诉你："我生病了！"此时，你要做的不是马上让这些"信号"消失，而是通过"报警信号"找到你身上可能出现的问题，然后对症解决这些问题。问题解决了，疼痛自然也就消失了。

遗憾的是，我们大部分患者并不是这样处理这些报警信号的。头痛了，觉得不算个病，吃点儿止痛药应付了事。其实这种做法是错误的。头痛的种类有很多，什么偏头痛、前额痛、全头痛、紧张性头痛、神经性头痛等，中医还分风寒头痛、风热头痛、风湿头痛、肝火头痛、肝阳头痛、瘀血头痛、血虚头痛等等，原因各不相同。疼痛形式也是多种多样，什么胀痛、闷痛、钝痛、针刺样痛，以及是否伴有头晕、恶心等症状等。而不同类型、不同形式的头痛后面，往往也潜藏着许多疾病。比如患有散光、近视眼、远视眼、青光眼等的患者，用眼时间过长就会头痛；患鼻窦炎、急性中耳炎会头痛；各种急性传染病、各种中毒、心血管疾病、神经衰弱等，可以引起头痛；中风、脑血管痉挛、脑炎、脑膜炎、脑肿瘤等疾病，也会引起头痛。

大家看，这么多原因都会引发头痛，要是你来就诊时，我给你打一针止痛针，把头痛止住了，我怎么还能通过疼痛的不同类型、不同部位、不同形式等来判断你是否患有其他疾病呢？

说到这，可能有人要问了：那我去就诊时疼痛难忍，根本描述不清楚病情了，怎么办？这样你不一样诊断不出病情吗？

办法当然是有的，而且还是好的、有效的办法，就是采用针灸、按摩穴位等方法来帮你暂时止痛。比如有些头痛剧烈的患者来就诊时，我先给他们取合谷、太阳、太冲、风池、阿是穴等穴位针、灸，等疼痛有所缓解时，再详细地询问病情，通过疼痛的症状等进行诊断，如果有其他的问题，再制定具体、有效的治疗措施。

所以说，身体出现疼痛时，不要盲目地吃止痛药。有位哲人说过这样一句话："存在的就是合理的。"疼痛也并非都是"恶魔"，它虽然不能直接对身体有益，可有时也是某些疾病的"报警器"。

比如一些妇科疾病，在发病前期往往都有疼痛的先兆。像经常困扰女性朋友的盆腔炎，就有下腹部疼痛的症状。尤其在月经期间，由于盆腔充血或因月经诱发炎症急性发作，腹痛还会加剧；还有子宫肌瘤、子宫内膜异位症等，也都会在月经期间疼痛加剧。不少女性觉得这些疼痛就是单纯的痛经，吃几片止痛药就没事儿了。殊不知，这样靠吃止痛药不光解决不了问题，还可能把原来的真实病情掩盖住了，结果延误了病情的及时发现和及时治疗。

目前，在很多药店里，止痛药的销售仅次于抗生素，这其实就是滥用。我有一位女患者，半年前出现肚子痛，就自己到药店买了点儿止痛药，吃下去后感觉疼痛减轻了。隔几周后，她又肚子痛，就又吃了两天止痛药，疼痛又被控制住了。没想到半年后，她突然腹痛剧烈难忍，吃止痛药也不管用了。家人把她送到我这里，检查结果发现已经是肠穿孔了。

还有一位患者，到我这里就诊时，上腹部已经疼了两个多月了。他自己和家人都认为是胃炎，疼时就自行服用颠茄片等解痉药。一开始效果还可以，可慢慢止痛效果就不理想了。后来到我这里就诊，我让他做个肠镜检查，结果已经是结肠癌晚期了，非常可惜！

说了这么多，其实就是想引起大家对这个问题的重视，不要一出现疼痛就不管三七二十一地乱吃止痛药，掩盖身体发出来的报警信号，否则最终受苦的恐怕还是大家自己。

长期吃止痛药等同于吸毒

大家经常在报纸或电视上看到一些吸毒人员吸毒成瘾，为了吸毒倾家荡产的报道，那你知道吸毒为什么会成瘾吗？

这是因为，在我们人体内有一种对身体健康影响最大的物质——内啡肽，即内源性吗啡肽，一种类似吗啡的神经递质，在人脑中自然产生。当吸毒者从外部摄入大量的含有吗啡的毒品后，这种外来吗啡类物质就会取代人体原有的内啡肽，扼制原来人体内正常的内啡肽形成和释放，破坏人体内的正常平衡，导致人体内源性吗啡肽自然产生功能休眠。这时，一旦外部吗啡物质中断输入体内，全身就会出现剧烈的不适，即吸毒者出现的毒瘾发作。为了解除毒瘾带来的身心痛苦，吸毒者就会不由自主地寻找毒品吸食，满足身体的需求。这种恶性循环不断反复，吸毒者也会对毒品产生越来越大的耐受性，只有不断增加吸毒数量和次数才能缓解毒瘾。

现在大家明白，我们在电视剧中看到的那些吸毒人员为什么戒毒那么难了吧？电视剧虽然有些夸张成分在内，但有关戒毒的这一点，却还是很贴近生活的。

我再给大家讲个案例，看看长期吃止痛药会带来啥后果。我一个远房亲戚的母亲，70多岁了，自从20年前患上偏头痛后，就一直吃索米痛片。去医院就诊时，医生劝过她，说长期吃索米痛片危害很大，容易成瘾，儿子、儿媳也经常劝阻她。可老太太根本不听，因为她根本就戒不了药瘾，一天不吃就觉得头痛难忍，浑身不舒服，还伴随出现疲倦、烦躁、焦虑、易怒等症状。后来，她每天必须服16片索米痛片才能止痛，超过常规用量的5倍多！但服药后她就觉得不疼、舒服！加上索米痛片是非处方药，价格低廉，你到药店想买多少就能买多少。因此，这老太太20年间从未间断服药。直到去年，因长期服药引发胃肠慢性出血，导致贫血，到医院输血两次；最近听说又发生了胃穿孔，经过手术抢救才保住命。

这其实就是长期吃止痛药吃上瘾了，跟吸毒是一样的道理，我们甚至可以说：长期吃止痛药就等同于吸毒！

2009年，一代巨星迈克尔·杰克逊去世，引发国内外各大媒体大肆报道。人们不但感到惋惜，心中还有个问号：这位年仅50岁的偶像的生命到底是被谁夺去了？

不久，就有消息透露了，说杰克逊是因为背痛和脚骨折等旧患，多年来不停地服用各种强效止痛药，以至成瘾。此次去世，可能是因为服用了过量的止痛药哌替啶等7种药物混成的"镇痛鸡尾酒"，再加上当时正在筹备演唱会，身心疲乏，心力交瘁，结果引发心脏病身亡的。"滥用止痛药"这一点，不管是导致杰克逊死亡的"罪魁祸首"还是"替罪羔羊"，都不能不引起我们的注意。

止痛药中有一类是解热止痛抗炎药，如阿司匹林、索米痛片（索米痛片）等，可用来处理一些常见的慢性疼痛，如头痛、颈肩痛、腰腿痛等。通常认为，这类药物的单方成分制剂不具有成瘾性，吃了不会上瘾，但我们在临床上发现，服用复方制剂（如索米痛片）成瘾者却很多，就像我前文提到的朋友的母亲，就是吃索米痛片上瘾了。

还有一类止痛药是麻醉性的，包括吗啡、哌替啶、可卡因等，长期服用也具有成瘾性，像吸毒一样。你不吃，浑身都不自在，病患部位疼痛难忍；吃了后马上就能止痛，让你浑身都舒坦，腰不酸了，腿不痛了，干什么都有劲儿了，就像吸毒的人刚刚扎了一针管毒品一样。

还有一类，就是以曲马朵为代表的中枢性止痛药，止痛效果明显，但有很强的精神依赖性，除了能帮你解除疾病的痛苦外，还能让你产生一种欣快感。许多吸毒的人，在弄不到毒品的情况下，就会用曲马朵代替毒品来服用。所以，这种药物长时间服用也像吸毒，一旦停药，全身都会很难受，出现乏力、疲倦、恶心、食欲缺乏、失眠、激动等症状，患者也会产生继续用药的欲望，要求继续服用。它会让你在不知不觉中深深"爱"上它，不可自拔，一旦离了它你就浑身不自在。

当然，也不是所有的止痛药吃后马上就成瘾，偶尔、少量地服用，也不是完全不可以。我们其实要告诉大家的是：不论你服用哪种止痛药，都应将其带来的胃肠道不适和成瘾性降到最低，自行服用时也应采用最小剂量，并控制最短的服用天数。我们医生一般建议患者服用止痛药不超过5天。超过5天，疼痛仍然存在，就要及时到医院进行详细的检查，不能自己随意加大用药量。对于风湿病和肌肉、骨骼疾病的止痛药，则须在医生指导下用药，随意增加药量是很危险的。

药本无贵贱，效者是灵丹

不少有疼痛症的患者，在服药时往往有这样一个固执的观念，认为贵的药就比便宜的药效果好，进口药就比国产的药更有效。我在门诊上也经常遇到这样的患者，给他开几贴便宜的膏药或一个贴敷止痛方，他会觉得我在糊弄他，"这么少的药，又这么便宜，能管用吗？医生，你还是给我开点贵的药吧，我不差钱！"

殊不知，药有效没效，并不在于价格贵贱，而在于能否对症施治。如果对症用药，可能几块钱的药就能收到良好的效果；不对症的药，我就是给你开进口药，也不一定能治你的病。正所谓"药本无贵贱，效者是灵丹"。

几个月前的一个晚上，有位老大爷在家属的陪伴下找到我，说老大爷头痛、头晕得厉害。我给他做下查体，发现老人血压偏高，左右脉象均有上越之势，即气血并走于上。如果此时老人再心情急躁，血压继续升高，很可能会出现脑血管病的意外。老人病机为下焦阴分不足，阴不能涵阳，导致虚阳上越。当时已经是夜里11点多了，开中药煎服来不及，而降压药物老人每天都在正常服用。于是，我思索了一下，就对老人和他的家属说："我不给您开药，您现在回家，把几瓣大蒜捣碎后，贴敷在两脚的涌泉穴上，敷1个小时左右，就能见效。"

老人和家属一听我这个方法，都感觉半信半疑，说："李教授，您这个办法能行吗？这大半夜的，回家后再有个好歹，我们怎么办呀？要不您就给我们开点药吧，保险点儿！"

我说："你们听我的，保准管事儿！可别小瞧我这个土方子，比你吃上几百块钱的药效果都好！"

第二天，家属又陪着这位老大爷来我这了，不过，是过来道谢的。老人告诉我，昨晚敷了一刻钟后，他就感到头脑清醒，腿有劲儿了。敷了1个小时，头也不晕了。他担心取下大蒜后再头痛，就带着直接睡觉了。早上起来，感觉病彻底好了，但脚心出现了水泡。

我给他处理了脚下的两个小水泡，随后切脉，发现老人的双尺脉象虽然不强盛，但已有根，脉象的上越之势已经消失了。

你看，这没花钱的药方一样能治病。所以说，大家在看病就医时不要迷信药品的贵贱，可能几块钱的一贴膏药、一剂汤药，就能比你花上几百块钱的止痛药更有效。

记得几年前的一天，我去学校给儿子开家长会。和儿子的数学老师见面后，她突然问我："听说您是医生？我这肩周炎折磨我好几年了，前两年还只是天冷时疼，现在几乎每天都疼，手臂伸不直，也不敢抬起，在黑板上写字都很困难。前几天我出去做了几次推拿，感觉稍微好了点儿，但我平时太忙了，也没那么多时间，您有什么好方法吗？"

我告诉她："这个问题好解决，我给您开个方子，再教您个锻炼方法，不出一个月，您的肩周炎准能好！"

我给她写了个方子：山柰10克，细辛5克，桑寄生、神曲各15克，白芷、红花、乳香、没药各13克。然后告诉她煎煮方法：把药放在清水中浸泡半小时，然后加350毫升水煎煮，待煎到只剩一半时，倒出药汁；再添上350毫升水，再煎到只剩一半；将两次煎煮出来的药汁混在一起，早晚各服用150毫升。

剩下的药渣呢？很多人往往将煎药后的药渣直接倒掉。我告诉她，这个药渣千万别倒，这可是宝贝呀！把药渣捞起来晾一会儿，让里面的水控净，药渣的温度也降低了。这时找一块纱布，把药渣包起来，敷在肩膀疼痛的部位。敷半小时后，疼痛就会有所减轻。

然后，我又告诉她一个锻炼肩部的方法——"甩胳膊画圆圈"。怎么做呢？就是每天坚持甩动胳膊，从甩小圆圈开始，每天根据自己的承受量，甩个几十、几百次，注意量力而行即可。顺时针方向甩完了，就改逆时针方向甩，感觉胳膊酸了、疼了，就停下来。这个方法很简单，走路、看电视都能做，不耽误干别的。

大约一个月后，有一天儿子回来跟我说，他的数学老师要请我吃饭。我说为什么呀？儿子说，老师让他转告我，她的肩周炎已经不痛了，我听了自然也非常高兴。

在我们中医上，肩周炎属于"痹症"的范畴，多因受风寒湿邪侵袭，致使经脉痹阻或跌打损伤，致使瘀血留内，气血不畅，经筋作用失常而引发本病。这么说，大家可能理解起来有点困难。我打个比方吧，肩周炎其实就是一块冰，这块冰放在你的肩膀上，把那里的气血及各种营养物质都冻住了，这些东西前行后退都不成，就堵在那儿了。中医说痛是怎么来的？不通则痛嘛，通了自然就不痛了。所以，要想让这里不痛，就得把那块冰化掉。

有人说，那我吃止痛药也能止疼，用得着这么麻烦吗？吃止痛药当然能在一定程度上缓解疼痛，但有个问题：止痛药只能暂时抑制疼痛，可它不能融化"冰块"，不能治本呀！咱们常说的"药劲儿"过去了，它不还继续疼吗？疼了你再继续吃止痛药，过后再疼，再吃……恶性循环了吧？

所以，我的这个"画圆圈"的方法肯定要比吃止痛药更有效，也更安全。我们知道，动则生阳。人一运动起来，体内的阳气就会生发，冰块也就随之融化了。这个方法治疗肩周炎的原理，其实就是让体内的阳气把你肩膀处的冰块融化掉。冰化了，气血及各种营养物质也就能再继续往前走了，疼痛也自然就消失了。

为什么针、灸就能止痛

有些患者，当出现头痛、腹痛、腰腿疼痛时，首先想到的是吃止痛药。但也有一些患者，担心止痛药有副作用，所以出现疼痛后的第一个念头就是：找个中医针、灸去。

针灸是中医治病的一种常用方法，大家应该有所了解，知道中医针灸就是通过针刺患者身上的穴位，达到治病的目的。针灸的功效很多，而镇痛止痛是其中最常见的一种。那么，大家知道针灸止痛的原理是什么吗？为什么在身上扎几根针，就能起到比止痛药还好的止痛效果呢？

中医学的奠基之作《黄帝内经》中有两部著作，一部叫《素问》，另一部叫《灵枢》。两部著作共有81篇，《素问》中主要是一些中医学的理论，其中有许多是研究针灸的内容；而《灵枢》也叫《针经》，是一部完全研究针灸的著作。所以说，整部《黄帝内经》，有一多半的内容都是讲针灸的。

研究针灸，自然就离不开穴位。我们人体经络表面有362个针刺点，也就是穴位。这些点可以平衡和存储身体内流动的气。这里所说的"气"，跟我们平时呼吸的气体是不太一样的，它是一种在经脉中运行的、看不见的能量。当身体某部位出现疼痛时，我们给某些对应的穴位施针，通过经络传导的作用，便可调整机体内气的运行，"制其神，令气易行"，气行则血行，气血通畅则痛除。比如，你有牙痛，来找我针、灸，我就在合谷穴上给你施针；你有心绞痛，我就取内关施针；你胃痛难忍，我就取足三里施针……

中医上认为，各种原因导致的脏腑经络气血运行不畅，或瘀滞不行，或产生逆乱，或气机升降失常等气血运行障碍的病理改变，都会引起疼痛，即"不通则痛"的病机。打个最简单的比方吧，一根水管里有了淤泥，水流肯定不会通畅，而且还可能完全被里面的淤泥堵住，干脆不流动了。"流水不腐"，只有常流动的水才不会发臭，时刻保持新鲜、有活力，不生细菌。如果这个水不流了，堵在管子里的某个地方，那么这里的水肯定就会发霉、发臭，滋生细菌。

而针灸就是在经络的循行路线上取穴，通过对穴位的刺激及经络的传导调节作用，调节人体内的气、血、津液、神经、免疫、脏腑等功能，改善病变部位的气血运行状态，从而改善病痛部位的营养状态，恢复其正常的生理活动，达到疏通经络、行气活血、化瘀止痛的效果，令脏腑恢复到相对的阴阳平衡状态，即所谓的"通则不痛"、"荣则不痛"。

由于针灸的神奇效果，现代医学对针灸也有了全面的研究，并对针灸止痛提出了全新的认识。现代研究认为，人体的中枢神经系统除了有痛觉中枢之外，在中枢的各级水平上还有"痛觉调制系统"，可以抑制痛觉向中枢神经传递。当在穴位上针、灸时，针刺信号进入中枢系统后，可激发从脊髓、脑干到大脑各层次许多神经元的活动，激活机体自身的镇痛系统，令人体内的镇痛物质如5-羟色胺、乙酰胆碱、内源性吗啡物质等分泌增加，从而产生明显的镇痛效果。

比如，我们在临床上常见的头痛、胃痛、胁痛、腹痛、腰痛、三叉神经痛、坐骨神经痛、痛经、手术后疼痛等，都可以利用针灸来实现镇痛的目的。而且，利用针灸来止痛，不但没有长时间服用止痛药引发的副作用，还能在一定程度上达到"治标"又"治本"的目的。

利用针灸良好的镇痛作用，针刺麻醉近年来也逐渐发展起来，主要是根据手术部位、手术病症等，按循经取穴、辩证取穴和局部取穴的原则进行针刺，达到麻醉镇痛的作用。但这并非起到完全麻醉的作用，而是通过针刺某些穴位，提高了人体的痛阈，增加机体对疼痛的耐受力，降低疼痛的敏感性。在你的肚子上割个口子，你也感觉不到疼，那么手术自然也就能顺利进行了。

　　这种麻醉方式不需要像平时医生给患者做手术那样，要先打麻醉药，只需在患者身上某些穴位施针后，让患者进入麻醉状态，起到代替麻药的作用，减少麻药给机体带来的一些副作用。

　　另外，它还有一个好处，就是能让患者在清醒的情况下做手术，有利于患者与医生的配合，减轻手术后的一些并发症，促进伤口愈合。美国总统尼克松在1972年访华时，对这一技术非常惊叹，并把这一技术带回美国，风行一时。

　　2006年的时候，上海的一所医院就利用针刺麻醉技术进行了一例心脏手术。一位29岁的女患者，患有先天性的心脏重度肺动脉瓣狭窄，右心室进入肺动脉的血管只能开启1/4，致使心功能衰竭。在这之前的4个月，她曾出现脑部脓肿和左侧偏瘫，接受了开颅手术。医生考虑到患者刚在脑部动过大手术，针刺麻醉可不用或少用麻药，也无需气管插管，手术创面小，且术后不用监护、恢复快，还能帮患者省下不少钱。因此在征得患者的同意下，主刀医生除准备心脏手术必备的体外循环装置与常规用量约1/10的镇痛药外，只对患者的3对穴位施行了6根银针和一台协助维持针灸适当震颤频率和强度的电麻仪，然后便顺利地完成了开胸矫治手术，为患者减轻了不少痛苦。由此也可以看出，针灸止痛的效果是多么的好！如果你感到身上哪里疼了，还在大把大把地吃止痛药，我建议你，真不如到医院找中医扎几针来得痛快。

放下止痛药，开启人体的天然"药库"

现代医学之父"希波克拉底有一句话："能治疗疼痛者为神医。"神
医是不易企及的，这说明治疗疼痛也不是件容易的事。

疼痛是由大脑来感受的。来自身体各处的疼痛信号，通过脊髓传入大
脑，最后到达大脑皮层，人们才能感到疼痛。而一种疼痛通常又会诱发新的
疼痛，比如，你本来觉得肩膀疼，如果忍着不管，或者每次疼的时候就吃点
止痛药，那么疼痛就会渐渐扩散到背部、手腕、脖子，甚至会引起头痛。很
多朋友应该都体验过，本来只是无需在意的小病小痛，等你注意到时，它可
能已经发展成很严重的大问题了。

一旦疼痛加剧，就会引起局部的神经紧张，血管收缩，血液循环变差。
肌肉、神经的血液循环恶化会引发什么后果呢？简单地说，会引起肌肉和神
经的营养不良，肌肉僵硬酸痛。大家应该有过这种感觉：当你身体的某个部
位疼痛难忍时，那里的肌肉就会变得很紧绷，稍微碰一下，疼得更厉害。同
时，造成疼痛的物质也会因血液循环差而得不到清洗，长时间滞留在这个部
位，致使发痛物质不断蓄积，疼痛不断扩大，最后甚至可能发展到全身都感
觉疼痛、不舒服。

出现疼痛，忍着不治，疼痛就会逐渐扩大、加重，这种情况在医学上被
称为"疼痛的恶性循环"；吃止痛药，治标不治本，副作用大。到底该怎么
办呢？

最好的办法，我认为既不是忍着，也不是吃止痛药，而是利用我们身体

的天然"药库"，通过健康、自然的疗法来止痛、治病。

什么是天然"药库"？就是我们身上的经络。人体的经络主要包括十二经脉和奇经八脉。其中，十二经脉是以阴阳来表明属性的。凡是与脏相连属，循行在肢体内侧的经脉，就叫阴经；凡是与腑相连属，循行在肢体外侧的经脉，就叫阳经。《灵枢·海论》中说："十二经脉者，内属于脏腑，外络于枝节。"这句话就概括地说明了十二经脉的分布特点。同时，根据内脏的性质和循行位置，又分为手三阴经、手三阳经和足三阴经、足三阳经。

人体有心、肝、脾、肺、肾五脏，有胃、大肠、小肠、三焦、膀胱、胆六腑。五脏六腑加起来共11个脏腑，因心为"君主之官"，是"君主"、"皇帝"，不能直接受邪，所以古人就又加了一个脏，叫"心包"，让它"代君受邪"。这样一来，原来的五脏就变成了六脏，正好与六腑同十二经脉组成一一对应的关系。六脏属阴，六腑属阳，故手足三阴经对应六脏，手足三阳经对应六腑。

弄清了十二经脉的组成，我们对十二经脉也就有了整体的认识。具体说来，这十二经脉的名称为：手太阴肺经、手少阴心经、手厥阴心包经、足太阴脾经、足少阴肾经、足厥阴肝经、手阳明大肠经、手太阳小肠经、手少阳三焦经、足阳明胃经、足太阳膀胱经、足少阳胆经（十二经脉图见64-75页图）。

知道了十二经脉的分布特点，我们在治疗与五脏六腑相关的病症时，就可直接选取隶属于该脏或该腑经脉上的穴位来针、灸、按摩、艾灸、拔罐等，这叫循经取穴。比如你肝火旺，心情不好，我就可以在你的肝经上选穴，如期门，太冲等。

奇经八脉是十二经脉之外的八条经脉，不直接属于脏腑，而是"别道奇行"，包括督脉、任脉（任、督二脉见76、77页图）、冲脉、带脉、阳跷脉、阴跷脉、阳维脉、阴维脉。因异于十二正经，故称"奇经"。它们与十二经脉纵横交互，主要对十二经脉的气血运行起溢蓄、调节的作用。

中医将十二经脉和任脉、督脉合称为十四经，十四经上都有自己的穴位，我们把这些穴位称为"经穴"，而将没有归入十四经的穴位称"经外奇穴"。此外，人体上还有一些压痛点，这些压痛点被称为"阿是穴"，这个

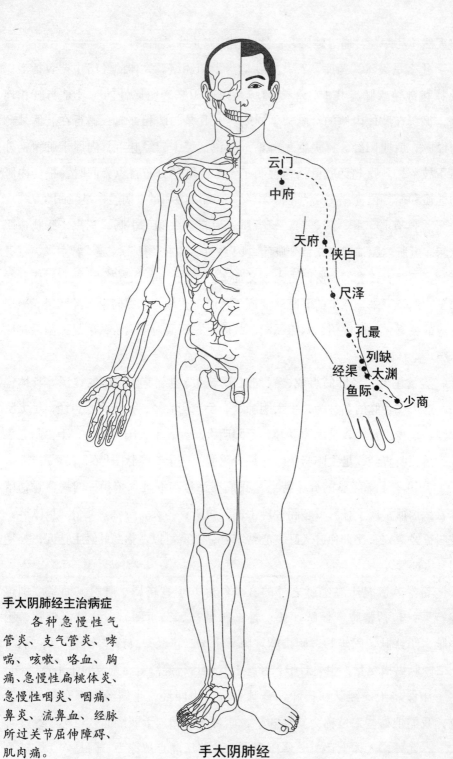

云门
中府
天府
侠白
尺泽
孔最
列缺
经渠 太渊
鱼际
少商

手太阴肺经主治病症

　　各种急慢性气管炎、支气管炎、哮喘、咳嗽、咯血、胸痛、急慢性扁桃体炎、急慢性咽炎、咽痛、鼻炎、流鼻血、经脉所过关节屈伸障碍、肌肉痛。

手太阴肺经

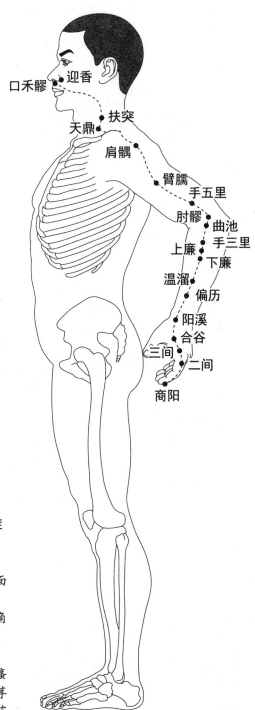

口禾髎　迎香

天鼎　扶突

肩髃

臂臑
手五里
肘髎
曲池
上廉　手三里
下廉
温溜
偏历
阳溪
合谷
三间
二间
商阳

手阳明大肠经主治病症

感冒、支气管炎、发烧、头痛、咳嗽、头痛、面神经炎、面肌痉挛、面瘫、牙痛、睑腺炎、结膜炎、角膜炎、耳聋、耳鸣、三叉神经痛、鼻炎、鼻塞颈椎病、皮肤瘙痒、神经性皮炎、荨麻疹、经脉所过关节活动障碍。

手阳明大肠经

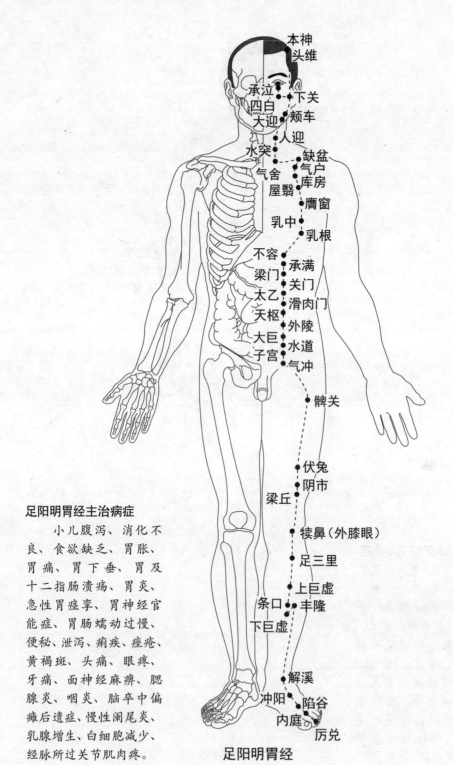

本神
头维
承泣
四白
大迎
人迎
水突
气舍
屋翳
乳中
不容
梁门
太乙
天枢
大巨
子宫
下关
颊车
缺盆
气户
库房
膺窗
乳根
承满
关门
滑肉门
外陵
水道
气冲
髀关
伏兔
阴市
梁丘
犊鼻（外膝眼）
足三里
上巨虚
条口
丰隆
下巨虚
解溪
冲阳
陷谷
内庭
厉兑

足阳明胃经主治病症

小儿腹泻、消化不良、食欲缺乏、胃胀、胃痛、胃下垂、胃及十二指肠溃疡、胃炎、急性胃痉挛、胃神经官能症、胃肠蠕动过慢、便秘、泄泻、痢疾、痤疮、黄褐斑、头痛、眼疼、牙痛、面神经麻痹、腮腺炎、咽炎、脑卒中偏瘫后遗症、慢性阑尾炎、乳腺增生、白细胞减少、经脉所过关节肌肉疼。

足阳明胃经

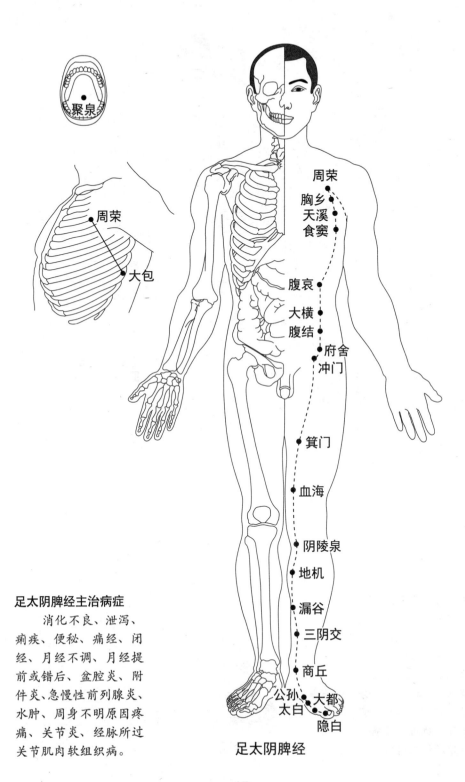

聚泉

周荣

大包

周荣
胸乡
天溪
食窦

腹哀

大横
腹结

府舍
冲门

箕门

血海

阴陵泉

地机

漏谷

三阴交

商丘

公孙 大都
太白

隐白

足太阴脾经

足太阴脾经主治病症

消化不良、泄泻、痢疾、便秘、痛经、闭经、月经不调、月经提前或错后、盆腔炎、附件炎、急慢性前列腺炎、水肿、周身不明原因疼痛、关节炎、经脉所过关节肌肉软组织病。

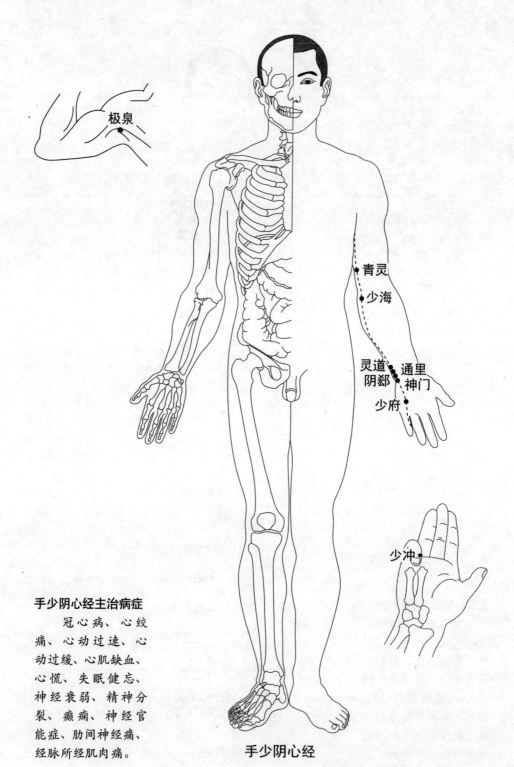

极泉

青灵

少海

灵道
阴郄

通里
神门

少府

少冲

手少阴心经主治病症

　　冠心病、心绞痛、心动过速、心动过缓、心肌缺血、心慌、失眠健忘、神经衰弱、精神分裂、癫痫、神经官能症、肋间神经痛、经脉所经肌肉痛。

手少阴心经

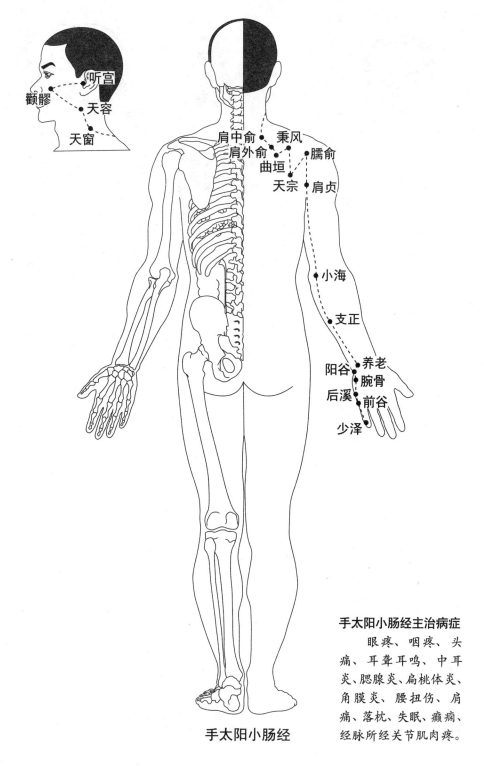

听宫

颧髎

天容

天窗

肩中俞　秉风

肩外俞　　臑俞

曲垣

天宗　肩贞

小海

支正

养老

阳谷　腕骨

后溪　前谷

少泽

手太阳小肠经主治病症

　　眼疼、咽疼、头痛、耳聋耳鸣、中耳炎、腮腺炎、扁桃体炎、角膜炎、腰扭伤、肩痛、落枕、失眠、癫痫、经脉所经关节肌肉疼。

手太阳小肠经

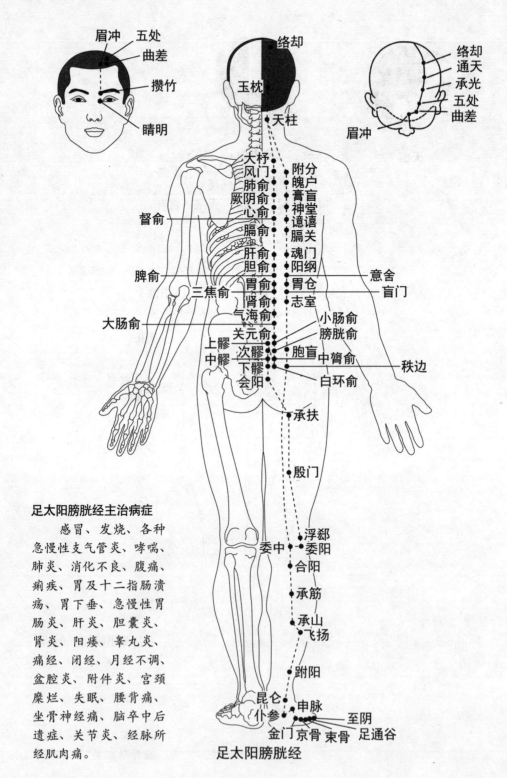

足太阳膀胱经主治病症

感冒、发烧、各种
急慢性支气管炎、哮喘、
肺炎、消化不良、腹痛、
痢疾、胃及十二指肠溃
疡、胃下垂、急慢性胃
肠炎、肝炎、胆囊炎、
肾炎、阳痿、睾丸炎、
痛经、闭经、月经不调、
盆腔炎、附件炎、宫颈
糜烂、失眠、腰背痛、
坐骨神经痛、脑卒中后
遗症、关节炎、经脉所
经肌肉痛。

足太阳膀胱经

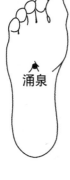

涌泉

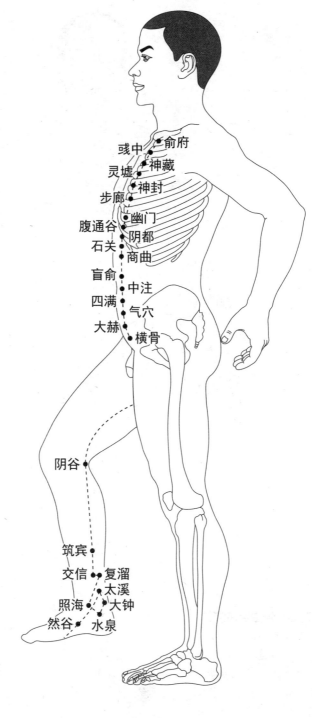

俞府
彧中 神藏
灵墟 神封
步廊
幽门
腹通谷 阴都
石关 商曲
肓俞
中注
四满 气穴
大赫 横骨

阴谷

筑宾
交信 复溜
太溪
照海 大钟
然谷 水泉

足少阴肾经主治病症

急慢性前列腺炎、睾丸炎、阳痿、早泄、遗精、术后尿潴留、痛经、月经不调、盆腔炎、附件炎、胎位不正、各种肾炎、水肿、头痛、牙痛、消化不良、泄泻、耳聋耳鸣、腰痛、脑卒中、休克、经脉所过关节肌肉软组织病。

足少阴肾经

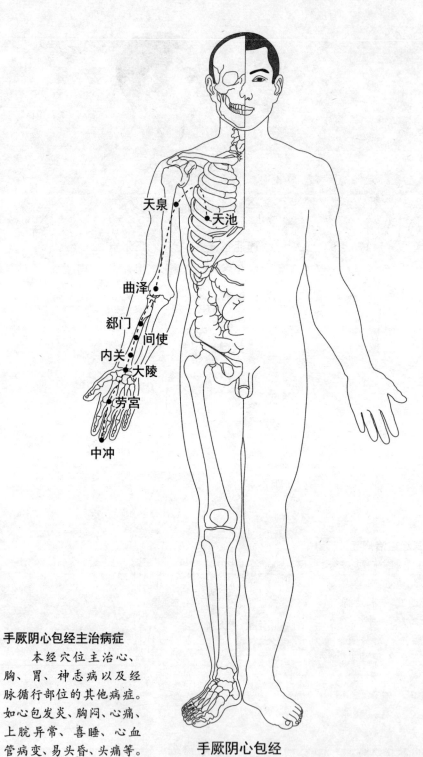

天泉
天池
曲泽
郄门
间使
内关
大陵
劳宫
中冲

手厥阴心包经主治病症

本经穴位主治心、胸、胃、神志病以及经脉循行部位的其他病症。如心包发炎、胸闷、心痛、上脘异常、喜睡、心血管病变、易头昏、头痛等。

手厥阴心包经

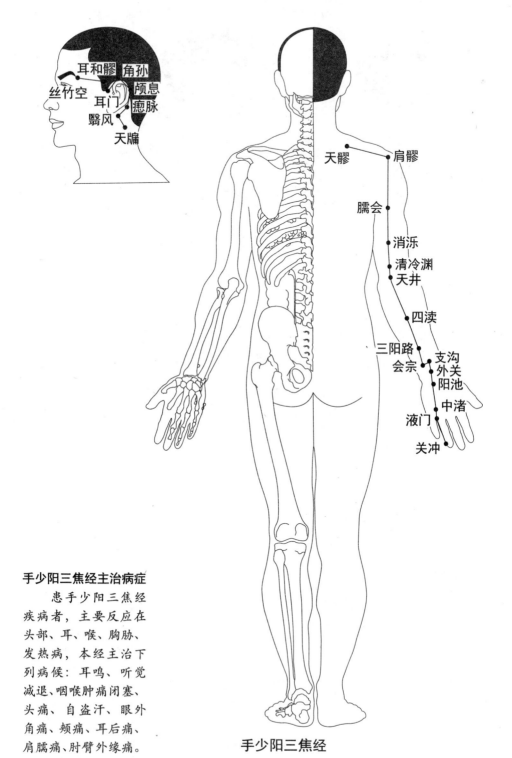

耳和髎　角孙
丝竹空　颅息
耳门　瘈脉
翳风
天牖

天髎　肩髎
臑会
消泺
清冷渊
天井
四渎
三阳路　支沟
会宗　外关
阳池
中渚
液门
关冲

手少阳三焦经主治病症

　　患手少阳三焦经疾病者，主要反应在头部、耳、喉、胸胁、发热病，本经主治下列病候：耳鸣、听觉减退、咽喉肿痛闭塞、头痛、自盗汗、眼外角痛、颊痛、耳后痛、肩臑痛、肘臂外缘痛。

手少阳三焦经

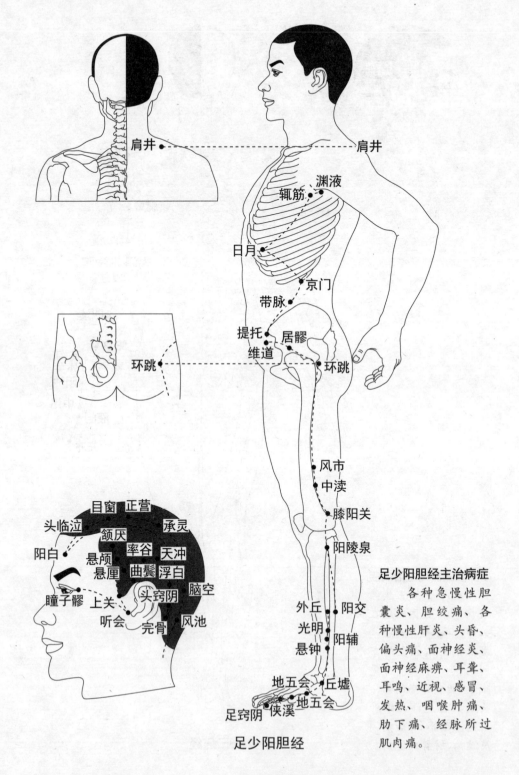

肩井　　　　　　　　　　　肩井

渊液
辄筋

日月

京门
带脉

提托　　居髎
维道

环跳　　　　　　　　　　环跳

目窗　正营
头临泣　　　　　　承灵
阳白　颔厌　率谷　天冲
　　悬颅　　　　浮白
　　悬厘　曲鬓　　　脑空
瞳子髎　上关　头窍阴
　听会　完骨　风池

风市
中渎
膝阳关
阳陵泉

外丘　阳交
光明
悬钟　阳辅
地五会　丘墟
足窍阴　侠溪　地五会

足少阳胆经

足少阳胆经主治病症

　　各种急慢性胆囊炎、胆绞痛、各种慢性肝炎、头昏、偏头痛、面神经炎、面神经麻痹、耳聋、耳鸣、近视、感冒、发热、咽喉肿痛、肋下痛、经脉所过肌肉痛。

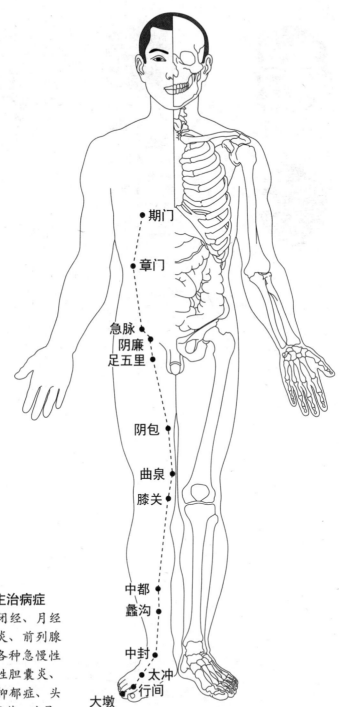

期门

章门

急脉
阴廉
足五里

阴包

曲泉
膝关

足厥阴肝经主治病症

　　痛经、闭经、月经
不调、盆腔炎、前列腺
炎、疝气、各种急慢性
肝炎、急慢性胆囊炎、
肝脾肿大、抑郁症、头
顶痛、头晕眼花、眩晕、
癫痫、胃痛。

中都
蠡沟

中封
太冲
大墩　行间

足厥阴肝经

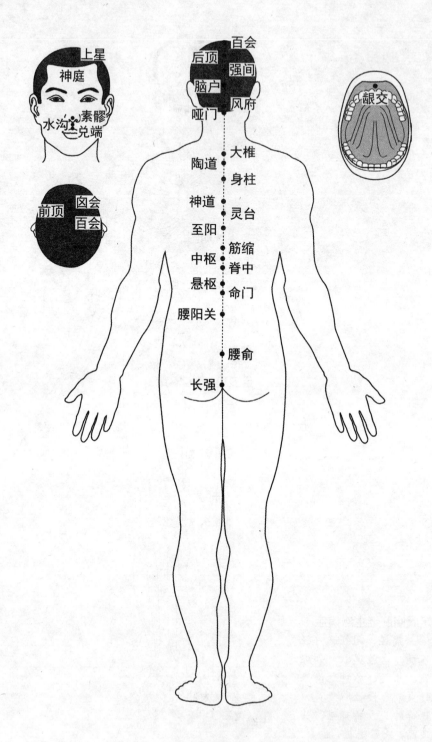

督脉

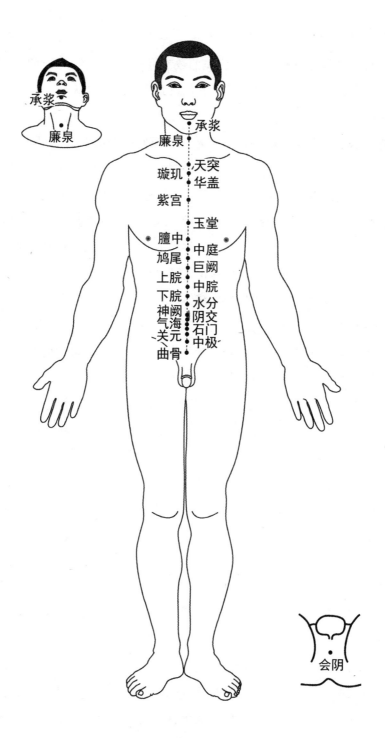

任脉

我们在后面会具体讲到。人体的穴位就分为这3种。

穴位种类虽然只有3种，但穴位的数量可不少，人体上共有穴位达400多个。可别小看了这些小小的穴位，它们可是人体天然的大药，有些更是天然的止痛药。

在中医上，我们认为对于疼痛治疗的原则主要有3个，分别为：消除病因、阻断神经的疼痛传导和提高痛阈。怎么理解呢？消除病因应该很好明白了，就是去除病根，比如你阑尾炎犯了，肚子疼，那就把阑尾炎割掉，肚子自然也就不疼了。阻断神经的疼痛传导，就是把传导疼痛的神经通路给挡住或掐断了，比如现在西医在治疗三叉神经痛时，就会把那根传递疼痛的神经给切断了，让疼痛不能传递，疼痛也就"就此打住"了。提高痛阈，痛阈是啥？就是我们身体可认知的最低疼痛体验。简单地说，各种会引起疼痛的刺激，在其刺激强度非常微弱时，人是感觉不到疼痛的。只有当刺激达到一定强度，才能感觉疼痛。比如，有蚊子叮你一下，有时你可能根本感觉不到疼痛，但被马蜂蜇一下，你肯定马上就知道疼。一些止痛药、麻醉药等，就是通过提高人体的痛阈值，改善你对疼痛的反应，达到止痛效果的。

不过，我们要讲的实现这三个原则的方法，既不是吃止痛药，更不是做手术，而是通过自然疗法来刺激我们身体的穴位，如针灸、按摩、推拿、艾灸、拔罐、贴敷等，从而达到减轻疼痛的感觉和反应，改善血液循环，特别是局部小血管功能和微血管循环，解除骨骼肌或平滑肌痉挛，改善神经营养，恢复正常的神经功能，改善全身或主要脏器的功能状态及进行精神心理治疗等。

有研究表明，刺激我们身体上的某些穴位，可促使中枢神经系统的许多部位释放出如5-羟色胺、内啡肽、强啡肽等具有生物活性的化学物质。这些化学物质有什么作用呢？它们的作用可大了，但最有用的，就是能加速致炎、致痛物质的清除，从而产生镇痛效应。另外还有研究显示，当刺激身体上的相应穴位几秒钟后，核磁共振成像扫描显示受试者大脑中特定区域的血流就会逐渐减少。当血液减少时，大脑就不会再"努力工作"，因此也能让大脑特定区域镇静下来，以达到镇痛的效果。

总之，利用好我们身体内的天然"药库"，学会运用简单的自然疗法来替代服用止痛药，不但能达到安全、有效的止痛作用，还能通过刺激穴位，达到日常养生保健的作用，可谓是一举两得！

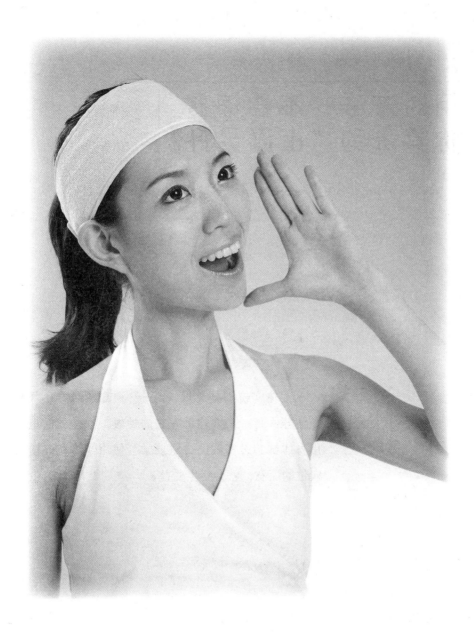

Chapter three

用对方法，不要浪费
你身上的"止痛灵丹"

　　人体穴位都是灵丹妙药——血靠经络养、气靠
经络养。每一个穴位都有它的神效，都是我们祖先
用身体试验过实践的，只要学会使用经络，并悟出
穴位的深意，就会终生受益。

疼痛自测，教你自我辨识疼痛性质

到我门诊就诊的患者，有很大一部分都是因为身体某些部位出现疼痛，自己处理不了，过来的。来了后，我首先肯定要询问一下他们的病情：

"怎么了？哪里不舒服？"

"疼。"

"哪里疼？"

"头疼。"

"怎么个疼法？"

"不知道，就是疼……"

像这种说不清楚疼痛的性质或感受的，我在门诊上经常遇到，已经视为家常便饭了。

疼痛是我们在日常生活中经常遇到的一种不愉快的感受，也是我们医学上常见的症状之一。它包括伤害性刺激作用于身体引起的痛感觉，以及机体对伤害性刺激的痛反应。人们一般将这种感觉或反应统称为"疼痛"。但在中医看来，"疼"和"痛"还是有细微差别的。"疼"的感觉更具体，部位更明确，而且范围小，时间短暂，没有持续性；而"痛"的范围就比较大了，它是你的身体内外产生的一种难以忍受的苦楚或不舒服的感觉，持续的时间也较长。比如心绞痛，是心脏所在的部位感觉疼痛，同时还伴有一种闷塞、牵扯的不适感，这个如果叫"心绞疼"就不太适合了。

具体来说，疼痛是一种自我感觉，你是疼痛的载体，你的感觉也是最真实的。不同性质的疼痛，对病症的判断有很大的帮助。所以大家在就医时，尽量向医生准确地描述出疼痛的部位（腰疼？肚子疼？腿疼？）、性质（胀痛？酸痛？）、持续时间等特点，有助于医生结合其他线索诊断病情。

那有人会说了："我就是因为某个部位疼才找你诊断的，你问我怎么个疼法，我也说不清楚，怎么办？"

这个不用着急，我在这里教大家一些方法，让大家学学怎样通过疼痛自测，辨识你身上出现的疼痛的性质。

中医对疼痛的研究首见于《黄帝内经》，认为外寒、外风、外热（火）、外伤、劳倦损伤等，都会引起疼痛。虽说都是痛，但性质却大有区别。中医认为，不同性质的痛，如我们常见的刺痛、胀痛、酸痛、绞痛等，都是不同病症的疼痛特征。比如刺痛，指疼痛如针刺一般，以胸胁、上腹等处较为常见，多为血瘀所致；胀痛，是指不但有痛，还兼有胀的感觉，往往是气滞所致，我们常说的胃胀痛，就属于这类；酸痛，指身体疼痛并伴有酸软的感觉，最常见于身体疲劳，像腰膝酸软；等等。

这样说似乎太笼统了，下面我就具体给大家分析一下各种疼痛类型和特点。大家学会了，以后在自己或家人出现某些疼痛时，就能自行辨识，并能在就医时清楚地告知医生，以便医生能及时诊断病情，对症下药、对症治疗。

临床上常见的疼痛特征大约有以下10种：

一是刺痛，又称快痛、第一痛。其特点也正如其名，痛如针刺，患者会感觉疼痛清晰、尖锐，定位明确。大家应该都被针或其他利器刺过吧？这种疼痛，就像被人拿针刺了一下一样，迅速发生，又迅速消失。这种疼痛一般由瘀血所致，有血瘀证的患者，往往会在胸、胁、脘、腹部位出现针刺痛感。

二是胀痛，即疼痛伴有胀感，以胸、胁、脘、腹、腰、骶胀痛最为常见。一般外感风寒或怒气伤肝，致使经脉挛急，卫气运行不利，易得此证。咱们常说的胀肚，老感觉肚子里有气，就属于胀痛。

三是窜痛，这个大家应该都很熟悉。疼痛部位游走不定，一会儿在左边，一会儿又窜到右边，最常见的就是岔气。

四是重痛，就是疼痛兼有沉重感，一般湿邪或气血壅滞会导致此证。《金匮要略》所谓"腰下冷痛，如带五千钱"，腰下面感觉又冷又痛，就像挂着5000个铜钱一样，你说重不重？

五是掣痛，也称引痛、彻痛，即抽掣牵引着作痛，由一个部位的疼痛牵连到其他部位跟着痛，也就是我们常说的牵扯痛。这种疼痛一般由虚实两证引发，多与经脉循环路线有关，筋脉失养为虚证疼痛，筋脉阻滞为实证疼痛。

六是绞痛，这个大家应该都熟悉了，胆绞痛、肾绞痛等，疼痛剧烈得像刀绞一样。通常由有形实邪导致，如瘀血、蛔虫、结石阻闭气机。另外实寒也会致痛。

七是冷痛，觉得疼痛部位有冷感，或遇冷即痛，多因寒滞经脉、关节，津血痹阻所致，为实寒证。也有的是因为虚寒，因经脉失温所致，疼痛通常出现在头部、脘腹、四肢关节等部位，比如冻疮。

八是热痛，也就是咱们俗话说的"火烧火燎"地痛。有个手部热痛的患者给我描述他的感觉时说："我就想把手伸到冰水里凉凉。"病因为气郁化热，津凝成湿，血郁于络，阻滞不通所致。

九是隐痛，疼痛不算剧烈，能忍耐，但却绵绵不休，就像下毛毛雨一样，不大，也不停。这种疼痛多因身体虚弱，气血亏损不能温养经脉所致，在慢性病中比较多见。

十是酸痛，疼痛兼有酸软感，常见的如腰膝酸软，用咱们俗话说就是感觉腰腿部"酸了吧唧"的。这种疼痛一般因湿证和肾虚两种原因导致。湿邪入侵，易致四肢及全身酸痛；肾虚则容易令腰部有酸痛感。

以上几种是比较常见的疼痛性质和症状，大家在出现疼痛时，可以参照上面的疼痛类型，识别一下自己的疼痛性质，是胀痛，还是酸痛？是冷痛，还是热痛？基本都能辨别清楚。这样在向医生描述时，医生也能尽快判断病情。比如腹痛，你感觉下腹部、腹股沟等部位有刀绞般的疼痛，那么我的诊断结果可能就是：你的肾脏出问题了！

　　当然，具体到某个人身上，可能也会存在一定的感觉偏差，所以在向医生描述时，一时半会难以描述清楚，这也是可以理解的。只要大家能把大概的感觉说出来，就能为医生诊断提供一定的帮助。

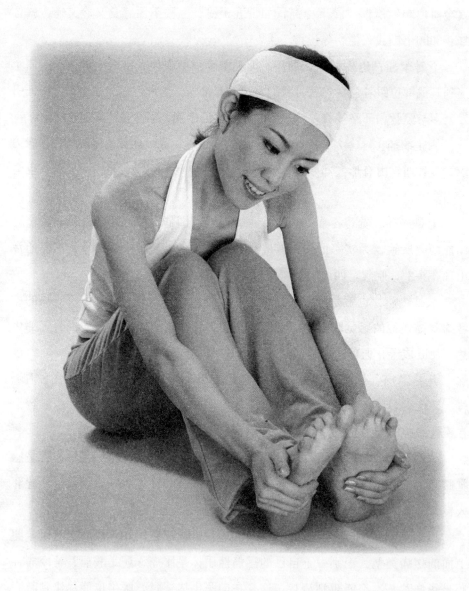

利用好我们身上的"止痛灵丹"

我们前面说过了，经络就是我们人体的天然"药库"。你身上哪里生病了，感觉哪里疼了，从"药库"中认真找一找，找出最适合的"灵丹妙药"，然后利用好这个"灵丹妙药"，不但能立马止痛，一身轻松，对一些疾病的治疗也有很好的辅助作用。

到底这个"灵丹"是什么呢？就是我们身上的穴位。而且，每一个穴位都相当于一味中药，它们的任何一种神效，都是我们的老祖先亲身试验过的。只要你善于利用，不但能远离病痛，还能找到终生尽享健康的秘诀。

大家都知道扁鹊是个神医，那应该也听过扁鹊让人"起死回生"的故事吧？司马迁在《史记》中就记载了这样一个故事，说扁鹊到虢国游医，正赶上虢国的太子去世，举国悲痛。扁鹊到了近前一看，太子尚有鼻息，于是就让他的两个弟子针灸太子的百会穴。

在古代时，百会被称为"三阳五会"，是人体手足三阳经和督脉、足厥阴肝经等的交会所在。它位于我们的头顶部，至高正中之处，身体的百脉百骸皆仰望朝会于它，因此在人体中有着至关重要的作用。

针灸之后，太子竟然渐渐苏醒过来。老百姓见状，都大呼惊奇，纷纷赞叹扁鹊医术高明，可以起死回生。而扁鹊却说，太子并不是他救过来的，只是患上了"尸厥症"，相当于咱们现在所说的昏厥了，他只不过是帮太子苏醒过来罢了。

扁鹊的医术固然高明，但在他急救太子的过程中，穴位显然发挥了更重要的作用。它更像是一颗"灵丹妙药"，通过医生的手，在病人的身上发挥出了神奇的作用。

在中医上讲，利用好我们身体的穴位，可以诊断疾病，还能治疗很多疾病，当然也包括止痛了。因为人的身体在生病时，一些穴位也往往会有异常的反应。比如，胃肠功能不好，经常胃痛的人，足三里、胃俞等穴位处会有明显的压痛感，我在给患者点压这些穴位时，患者会感到很疼；痛经的人，地机穴处会有压痛感。我们中医大夫在给患者看病时，也通常会借助于指压按揉患者的某些特定穴位，如背俞穴、募穴、原穴等，然后观察患者是否有压痛感，以及是否有过敏、肿胀、冷热等反应，以辅助诊断病情。

除了能诊病外，穴位还能治病，尤其对各种疼痛效果显著。我给大家举个例子吧。我的一位患者，是一位40多岁的男性，背痛已经有七八年了。每次疼时，他就去做做按摩针、灸灸，能暂时缓解一下，可隔几天还是一样痛。这样反反复复，每逢劳累过度或赶上刮风下雨天，疼痛还会加重。

去年秋天，天气变冷后，他又感觉背痛得厉害，就来我这里就诊。我给他针灸了10天，疼痛有所缓解，可几天后他的背又疼了，又来找我。我就很纳闷呀，为什么给他针灸没能解决问题呢？

忽然，我想起一件事儿来，就问他是否有其他不适，他说自己经常犯痔疮，每逢痔疮一犯，他就觉得左侧小腿有一股股凉气。我一下子就明白了折磨他多年的背痛的原因，是因为有湿气滞留小腿膀胱经造成的。于是，我就先在他左侧的承山穴点揉了5分钟，又用三棱针点刺拔罐放血，最后又艾灸15分钟。

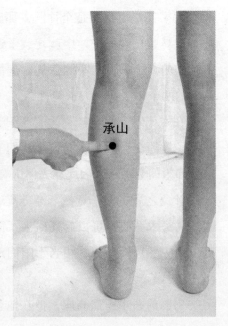
承山

经过这样治疗后，患者感觉背部非常轻松，痛感也不知跑哪里去了。我又这样给他治疗了两天，并嘱咐他回家后自己艾灸承山穴。一个月后，他又给我介绍了一个病人来，我才知道他的背痛已经完全好了。

之所以效果这么明显，是因为我给他选对了"止痛灵丹"——承山穴。它是迄今为止发现的祛除困扰我们人体健康的最大顽疾——"湿气"的最有效穴位。因为承山位于人体足太阳膀胱经上，膀胱经主人体一身之阳气，是阳气最盛的经脉枢纽，所以按揉它能通过振奋膀胱经的阳气排出人体的湿气。大多数人，只要轻轻按揉承山穴，都有明显的酸胀痛感，这就是因为体内有湿的缘故。而按揉一段时间后，你会感觉身上微微发热，这就是膀胱经上的阳气发挥作用了，正将身上的湿邪一点一点地赶出去。

类似这样的案例很多很多，几乎每次在我的门诊上都能发生。由此也可以看出，我们身上的这个止痛的"灵丹"不但能起到止痛药的效果，还比止痛药更安全、快捷，浪费了实在可惜！

前几天，朋友小高告诉我一件意料之外，情理之中的事。她说两周前我曾教她找胆经上的穴位，结果当时我随便点了那里几下，没想到把她一直隐痛的外脚踝给治好了。其实，我也不知道她的外脚踝有问题，只是给她把脉时，感觉她的胆经有阻塞，便告诉她平时多揉揉胆经上的穴位。现在想起来也不奇怪，她疼痛的地方正是胆经的丘墟穴。很多人爱崴脚，其实都是胆经阻塞闹的。现在按揉了几下，疏通了胆经，脚踝的问题自然也就迎刃而解了。

穴位止痛的效果很好，我们必须好好利用，但有个问题我也要强调一下，我们中医有一句话："夫病已成而后药之，乱已成而后治之，譬如渴而穿井，斗而铸锥，不亦晚乎！"也就是说，中医是治未病的医学。我们在利用穴位这个"灵丹"时，也应坚持这样的理念，不能将所有的病痛都寄托在穴位上。扁鹊是神医，但他在蔡桓公病入五脏后还是跑了，为什么？因为即便是神医，遇到病入膏肓的病人，也只能束手无策了。

所以，我们平时还是应注意倾听自己身体的声音，体会身体的感受，重视并正确对待身体发出的各种疼痛信号，哪怕只是轻微的疼痛，也不能忽略。你不能每天大大咧咧的：轻度疼痛时，不以为然；中度疼痛时，能忍则忍；到了重度疼痛，忍无可忍了，才去检查，结果可能都到癌症晚期了。这就像是一个决堤的大坝一样：开始时洪水上来一点儿，不重视；洪水上来一大半了，还不重视；等决堤了，洪水完全倾泻了，你才想着去垒坝，不是什么都晚了么！可不是什么事都可以"亡羊补牢"的，生死攸关的事，可马虎不得。

　　只有在疼痛信号刚刚出现时，就及时发现，早期干预，找到病因，然后再在医生的帮助下，自己用点儿小招数，比如按摩、艾灸、拔罐、贴敷等，在疼痛的早期就将疾病扼杀的摇篮中，这样才能时刻保持身体的健康。

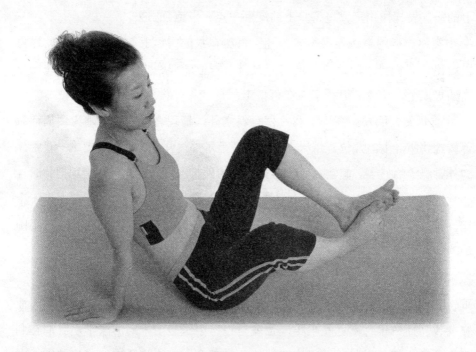

取穴没有你想象的那么难

在止痛药发明之前，我们的祖先都用按摩的方法来缓解疼痛的。最初人们在身体某些部位疼痛时，出于一种本能，不由自主地用手去按揉疼痛部位，结果意外地发现：嘿，这样简单地按按揉揉还真能缓解疼痛或让疼痛消失！此后又经过长时间的实践和传播后，人们就从无意识的按摩止痛发展到有意识的按摩止痛了。

中医上讲，人体的经络行气，脉管行血，一旦经络气血堵塞，不通则痛。而按摩的作用就在于能促进局部的血液循环，使经络气血得以畅通。而且运用按摩的手法，不需要用太多的时间，我们就能自己给自己解除痛苦。只要按按脖子、揉揉腰背，就能把疼痛抛得远远的，重新回到轻松自如的状态。

除了按摩之外，推拿、刺血、拔罐等，也都是止痛的好方法。但说到这些方法，就不能不说说取穴的问题。常常有患者跟我说："李教授，我也想自己在家做按摩、做推拿止痛，真不愿意跑医院啊！可我不知道按哪儿、推哪儿才能止痛治病呀！那么多的穴位，你让我怎么一个个地记住呢？"还有的说："李教授，你能不能教我们一些小窍门，这样今后我们再有个头疼脑热的，就能自己找几个穴位做做按摩之类的了。"甚至还有患者这样质问过我："同样都是在治腰痛，为什么给他扎的穴位就比给我扎的多呢？"

类似这样的问题，我在出门诊或给患者做治疗时经常会被问到。其实这就涉及一个选穴的问题。不管我们是做按摩、做推拿，还是做针灸、刮痧，穴位的选择都是必需的。你不选对穴位，随便想按哪就按哪，想扎哪就扎哪，那肯定是不行的，没有治病止痛的作用不说，还可能起到反作用，越按越疼了。

不少人都觉得取穴是件很麻烦的事儿，不愿意自己动手按摩、刮痧，结果到医院去做一大堆检查，再开一堆的药回家吃。其实这才是舍近求远呢！

前面开篇，我已经用一节内容提供给大家标准专业的取穴方法。在这里，我再教给大家一种简单易行的"三点取穴法"，你掌握了这个方法，保证以后再也不用为取穴发愁了。

（1）找到自己身上的尺子

这是"三点取穴法"的第一点。其实我们每个人身上都有一把尺子，比如我们说足三里是人体外膝眼下的3寸，该怎么找呢？你总不能每次都拿一把直尺，在自己的身上量来量去吧？而且就算你有耐心，真用直尺来测量，也是量不准。为什么呀？因为每个人的个体差异不一样，身体部位的长度和宽度也不同。有的人个子高，2米好几；有的人很矮，可能只有1米一二。你拿着同一刻度的尺子，在高个子的外膝眼往下量3寸，只有一丁点儿的距离；可你在矮个子的外膝眼往下量3寸，可能都快到脚脖子了。那这足三里到底是在脚脖子还是在哪儿呀？闹不准呀！

所以，肯定不能用有统一刻度的尺子去量。要是我们医生都这样来给患者找穴位，那也甭想给患者治好病止住痛了。

那该怎么办呢？方法也不是没有。人们发现，每个人的身高虽然不一样，但正常人体的比例却都是均衡的。利用这一点，中医非常智慧地提出了一个"同身寸"的概念，就是每个人以自己的身体器官来作为标准，确定一个长度。简单地说，就是你有你自己的一个"寸"，我有我自己的一个"寸"，咱俩的这个"寸"长度是不一样的。

举个简单的例子吧，比如人的两乳头之间距离为8寸，那我们就把两乳头之间的直线距离分为8等份，每份为1寸。两个人的身材不一样，虽然两人两乳头之间的距离都是8寸，但实际长度却是不一样的，每1寸的长度肯定也是不一样的。利用这个不同的长度，我们就能在不同人身上找到相同的穴位。

那我们自己身上的尺子到底是什么呢？就是我们的手指。在取穴时，最常用的就是拇指的宽度和四指并拢的宽度。拇指的关节宽度为1寸；食指、中指、无名指、小指并拢伸直，与中指近侧指关节横纹水平的4个手指的宽度为3寸。"近侧"是个医学术语，就是靠近手掌端的那一侧，近侧指关节就是靠近手掌端的那个指关节。还有一个尺子，就是将中指弯曲，两个指关节横纹之间的距离，也为1寸。

有些人担心自己取穴不太标准，这没关系。中医上讲，"离经不离穴，离穴不离经"。意思是说，只要你在穴位附近按摩，就能发挥效用。如果还是担心，或者是个比较较真儿的人，就想知道自己到底有没有按对地方，还有一个很直接的方法——如果你按压到正确的穴位上，穴位是会回应你的。怎么回应呢？你按压的那个点会持续地疼痛或酸胀一会儿，与你按在其他地方的感觉是迥然不同的。

（2）找准穴位参照物

其实在学习按摩、推拿等方法止痛的过程中，找穴位可以说是最不重要的一环。有人一听，马上跟我翻白眼，认为我说得不科学。你穴位找不准，就像没有靶子乱开枪一样，怎么能打准呢？

这个比喻没错，不过参照物更重要。穴位是什么？是你要找的目标，是你要去的目的地。你要顺利找到这个目标，到达目的地，就必须要有参照物。很多人专找目标，却不看路上的参照物，那你怎么能准确定位呢？比如胃痛时，应该按摩胃经的足三里，书上说足三里在"膝眼"下3寸。膝眼是什么？就是膝盖的眼睛嘛！在膝盖骨下凹陷处。这个"膝眼"，就是你的穴位参照物。你找到了这个参照物，再以自己四指并拢的宽度往下量，就到了膝眼下7～8厘米胃经的那条线上，在那里上按按、下按按、上上下下、左左右右循着胃经去找最敏感的点就是了。

我们身上的穴位参照物有很多的，比如胫骨、胫骨粗隆、膑骨、膝眼、外膝眼、股骨大转子、股骨头、肋骨、耻骨、锁骨、肘横纹、腋前横纹、外踝尖、内踝尖等。这些都是医学上的名词术语，一一解释起来很费事，本书随书附赠的彩色插图上都详细地标注了这些部位，大家看看图就能明白了。

（3）掌握几个名词术语

大家在看取穴方法时，往往会被一些名词术语弄得晕头转向。比如旁开、尺侧、桡侧、当等，这都什么意思呀？闹不明白，一头雾水呀！这里我粗略地解释一下。

旁开，就是"从这里到那里"的意思。举个例子；大杼的取穴方法是"在背部，当第1胸椎棘突下，旁开1.5寸"，取穴时，你要先在背部找到第1胸椎棘突，"旁开1.5寸"，就是"从第1胸椎棘突下到穴位处距离1.5寸"。所以，你在第1胸椎棘突下向左或向右水平量取1.5寸（同身寸），就找到了。

当，指"就是那儿"的意思。我们还以大杼为例。"当第1胸椎棘突下"，意思是"就是第1胸椎棘突下那儿"。所以，你取穴时就往第1胸椎棘突下那儿找。

尺侧、桡侧也是取穴时的常用术语，把两个手掌朝上，手前臂上有两块长骨，大拇指那一侧的长骨是桡骨，小拇指那一侧的长骨是尺骨。相应地，尺骨那一侧就是尺侧，桡骨那一侧就是桡侧。延伸开来，尺侧可以理解为内侧，桡侧就理解为外侧。你把两手掌朝上，大拇指的桡侧和尺侧其实就是大拇指的外侧和内侧，中指的桡侧和尺侧就是中指的外侧和内侧。

有上了年纪或体虚无力的人，穴位找起来可能更不容易，那也不用着急。找不准穴的，就用敲打法。一敲打，就把那个宝贝穴位从身体深层敲出来了。因为穴位通常要比其他地方敏感得多。拔罐的朋友就更不用担心穴位的准确了，一个罐常常能覆盖两三个穴，这时，你要自己体会一下，拔在哪个位置舒服有感觉，就拔那个穴，那个穴就是你所需要的。

古时候的藏宝图都是手绘的，肯定没有现在的经络图清楚，宝物也照样会被挖走。穴位都是我们身上的宝物，只要大家仔细找，就不会太难发现。

自己按摩，手到痛自除

我常常对前来就诊的患者说："按摩，就是哪壶不开提哪壶。"大家就觉得很不解，说你这不是自己找自己的别扭吗？

没错！我们就是在找身体上"别扭"的别扭！这句话虽然很绕口，但却不无道理。

中医在按摩经络时有个说法，叫"以痛为腧"，意思就是哪里有痛点，哪里就有异常，就在哪里下手，那个痛点就是患病局部的体表刺激点。你把它揉开了，病痛也就消除了。

我们在上一节也说过，我们的老祖宗在没有医疗条件的情况下，出现个头疼肚子疼的，就是给自己按摩。按按这，揉揉那，这疼痛就可能止住了。可见，按摩的确具有一定的止痛作用。

说到这里，有的朋友可能要说了："李教授，我们也知道按摩好呀，能缓解疼痛，能让身体舒服，可天天跑医院找大夫按摩也太费事啊！"

其实大可不必如此麻烦，我们完全可以在家里自己做按摩。只要找对穴位，再掌握一些简单的按摩手法，你就能随时随地成为自己的保健医生，为自己的身体止痛。

比如，现在不少女性都有痛经的毛病，甚至将痛经视为噩梦，生理期一来，噩梦也随之而来。我的门诊就经常接诊一些女性痛经患者。怎么对付痛经呢？按摩相应的穴位就是一个最简单的方法。关元、血海、三阴交这3个穴位，是治疗女子月经不调的关键穴位。每位因为月经不调问题来我这里就诊

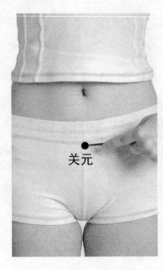

关元

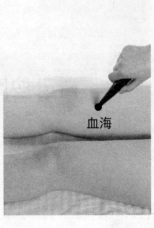

血海

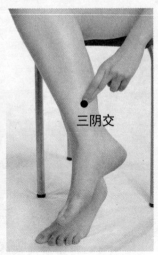

三阴交

的患者，我都会建议她们充分利用好这3个穴位，没事儿时多按揉按揉它们，每个穴位大约按3分钟左右，也不用拘泥于按摩的时间和顺序，休息时就揉几下，既保健又治病，这样的便宜事儿你又何乐而不为呢？

平时自己在家里做按摩，原则上是要顺其自然，自己觉得舒服就行。在取穴时，最常用的就是取"阿是穴"。

"阿是穴"在哪儿？阿是穴，相传为我国古代著名的中医孙思邈发现的。有一次，孙思邈为患者治病，一直治不好。无意中，他按到了患者的某个部位，结果患者的疼痛竟然有了缓解。于是，孙思邈就在该处附近摸索，患者忽然喊道："啊……是这里，就是这里了。"通过对这个穴位的针灸，患者的病情渐渐好转。于是，孙思邈就把这个特别的穴位取名为"阿是穴"。说白了，"阿是穴"就是我们身上被按压时比较敏感，按压后又比较舒服的位置，并不是某个固定的穴位。我们在自己按摩穴位止痛时，也可以在患处周围多试试、多找找，看看有没有按了之后让你感到特别舒服的地方。如果有，那么这就是"阿是穴"了，你就可以通过多按揉这个点来缓解疼痛。

另外，自己按摩时还有几种比较常用的手法，我觉得大家应该了解一些。就算你没有任何医学基础，也能轻易学会，这样今后自己或家人出现一些疼痛症状时，就能随时"上手"了。

（1）点法

点法就是把手指或关节突起部位，如肘尖、拳头等，放在穴位上，持续用力下压，使身体产生酸、麻、胀、沉等感觉。手指和穴位之间始终是接触的，不要离开。按压的时间不要过长，一般一压一松地进行，"点到为止"。

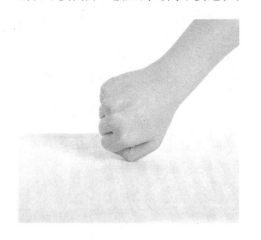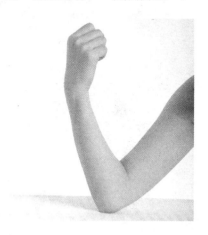

（2）按法

用手指指腹或手掌按在穴位上或患病部位，使身体产生一种温润柔和、轻松舒适之感，这种按摩方法就是按法。相比于点法，按法按下去的时间较长，一般为3～10秒，并且要持续用力。

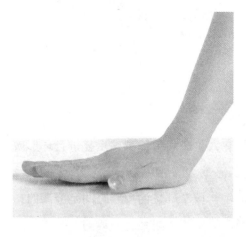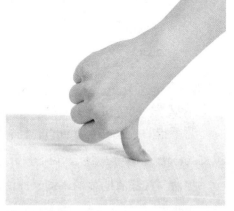

（3）揉法

用手指肚、手掌、手掌根、手掌鱼际在穴位或者病患部位处做圆圈运动，就是揉法。揉法有一个特点，就是手与按摩部位的皮肤始终是保持接触的，能带动机体深处组织一起运动。

揉法常与点法、按法相结合，点的同时揉就是点揉，按的同时揉就是按揉。

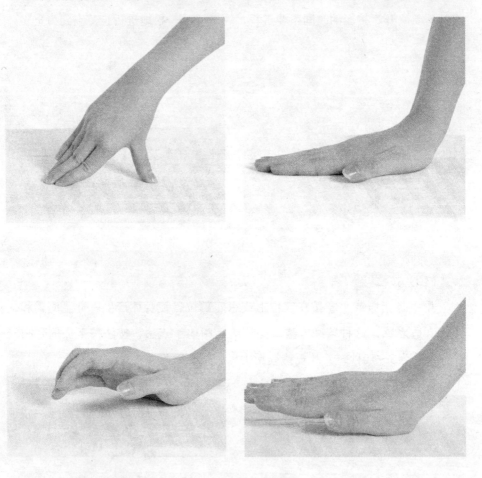

（4）摩法

用手指的指腹或手掌着力，轻轻按在穴位或病患部位，反复进行环形摩擦皮肤，使身体产生柔软、轻松、舒适的感觉，就是摩法。

摩法与揉法有明显的不同：摩法的手与按摩部位的皮肤之间是分离的，手在皮肤表面滑动；揉法的手与按摩部位的皮肤之间是不分离的，手的运动带动机体深处的组织一同运动。我们常常都说穴位按摩，什么才是按摩？按摩其实就是按和摩的合称。

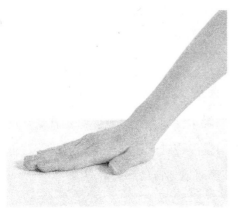
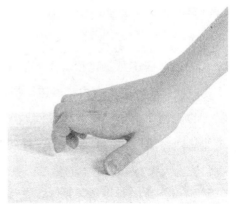

（5）掐法

用手指指甲尖着力，掐在穴位上的方法就是掐法。常见的用拇指指甲尖掐人中、合谷、外关等方法，就是典型的掐法。掐法是一种比较常见的刺激性手法，能够起到兴奋神经、清醒大脑的作用。

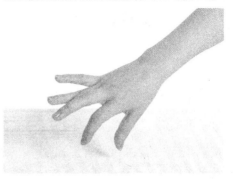

（6）拍法

五指并拢，虚掌（手心是空的）拍打穴位或病患部位，这种方法就是拍法。比如说颈部的肌肉、背部的肌肉粘连或疼痛，就可以拍打，这也是解决肌肉酸痛的好方法。在胸闷、胸痛时，拍打胸部也能立刻见效

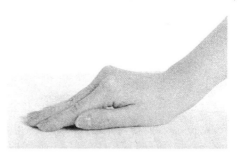

（7）捏法

两只手的拇指和四指相对用力，将肌肉拿捏起来，提起来放下，再提起来再放下，如此反复，不能抓住不放，这就是捏法。

如果你感到疲劳或肌肉疼痛，就

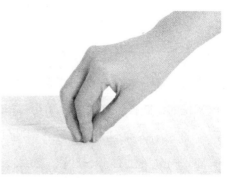

可以用捏法。一般像肌肉劳损、肌肉酸痛等，都可以自己用拿捏法放松，缓解疼痛。

除了掌握这几个比较基本的按摩手法外，按摩时还得遵循几个原则，最主要的就是要轻柔、有力、渗透、均匀、持久。

说到这，肯定又有人要提问题了："轻柔"我们都知道，肯定就是动作不能猛烈，要轻，但又要有力，还得让力量渗透进去，这不是矛盾吗？这里我要告诉大家一个最基本的标准，就是按摩时以你自己感到舒适为主。

比如，我们身上有个穴位叫鹤顶，位于髌骨的中点上方凹陷处。一些患有增生性关节病的老年人，走路时膝关节疼痛，来我这里就医时，我就建议他们平时多点按鹤顶穴，能达到缓解疼痛的作用。

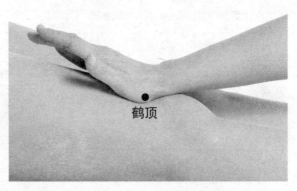

鹤顶

怎么点？能用小拇指点按吗？那按不下去呀，怎么办？那就只能用拇指来点了，力度也要大一些。根据身体部位的不同，我们身上的穴位也是有大有小的。通常肌肉比较丰厚的地方，如大腿部、臀部等，穴位也比较大，需要的力度也比较大，这时我们就得用面积较大的部位，如拇指指腹、指节、肘尖等，去按压。比如说足三里这样在肌肉深层的穴，你就得用指节来点揉。如果用拇指指腹轻轻地揉，就像抚摸一样，就根本接不通"电路"，经络也不会传导起效，那怎么能有作用呢？

但是，四肢末端的穴位比较小，需要的力度也要小，这就要轻柔，得用指尖去按压止痛。比如对眼部周围进行按摩，治疗红眼病、除皱美容等，按摩部位的皮肤很娇嫩，就要用小拇指来按摩，力度也要轻一些。

说完了按摩的力度，还得再唠叨一句按摩的速度，按摩多快才合适呢？我建议每分钟进行60～80次。当然，快和慢也不是绝对的，关键要有力，还要柔和、渗入、均匀，你不能快一下慢两下的。然后还要持久，不能说按个三下五下就没劲儿了。

　　总之吧，居家自我保健，辅助治疗常见的疼痛，不用刻意追求标准的手法和按摩的时间、速度等，只要你能达到刺激穴位的效果就行。不管你用什么方法，只要能达到止痛的效果就可以了。

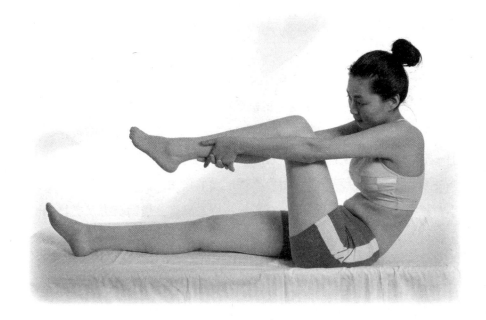

做饭不能没柴火，去痛不能没灸条

"灸"字，是由"久"和"火"两个字组成的，就是长时间用火烤的意思。以前，人们常用松、柏、竹、桃、榆、枳、桑和枣这"八木之火"施灸。后来人们发现它们的火力过猛，不宜用其长时间灸，否则会产生一定的副作用，所以就逐步改用艾叶这种更为理想的材料了。

艾灸在中医防病、止痛方面发挥着巨大的作用。艾灸时，用艾条（或捏成小颗粒柱状）点燃后，在经络的某些穴位上熏烤，借助药力及燃烧的温热作用，可以达到祛风散寒、温通经络、行气活血、化瘀散结、消肿止痛的作用，可以治疗风、寒、湿邪引起的各种病症、痛症等。

对普通老百姓来说，相对于针、灸，艾灸更加简便易行，就算你没有任何医学基础，也能参照艾灸方法很快学会，而且不用担心会有什么危险。宋朝有个名叫窦材的人，写了一本《扁鹊心书》，主要就是介绍各种灸法。他在书里说了这样一句话："医之治病用灸，如做饭需薪，今人不能治大病，良由不知针灸故也。"这句话是什么意思呢？意思就是，日常治病保健不能少了艾灸，否则就好像做饭没柴火一样，你说这艾灸有多重要！

我有一个远房亲戚，去年来北京这边旅游，就跟我说，她有个偏头痛的毛病，十几年了，曾在当地最好的医院拍片检查过，也没查出问题，医生只跟她说，你这是神经性偏头痛，发病原因不明。于是，这十来年她经常会被偏头痛困扰，一个月总要发作两三次，一痛起来，就必须要吃索米痛片，不吃根本就没办法工作和生活。她说自己也知道总吃索米痛片不好，也曾试过不吃，但最多能坚持两天，就不得不吃了。她说"我听说您对疼痛学深有研究，您快给我出出主意，我这个怎么才能治好呀？"

我说你找我还真找对了。我给她检查了一下，然后告诉她："你这个不用吃什么止痛片，自己回家做做艾灸，主要灸太阳、风池、百会、合谷、太冲、四神聪，保证管事儿！"然后又把怎么灸、每次灸多久等细节告诉她。

她当时半信半疑地问："我这可是疼了十几年了，艾灸那玩意儿能行吗？"

我让她回去试试就知道效果了。

大概两个多月后，这个亲戚给我打来电话，哎呀，各种掩饰不住的喜悦呀！

"这个方法太好了！我这两次头疼时都按您告诉我的方法艾灸，结果还真管用！真后悔，早点去旅游，早点问您，这得少遭多少罪。想起来后怕呀，吃了这么多年的止痛片，指定伤身体呀！"

其实我们大部分人在日常生活中得的都不是什么大病，即便有些是急性疼痛，疼得受不了了，可能也不是什么马上致命的病。这时学会自己用灸条治病止痛就非常有必要。

下面我给大家说说常用灸条的分类和用法，大家自己学一学，肯定是一学就会，甚至可以边学边用。

（1）艾条灸

艾条灸就是用点燃的艾条对着穴位灸，这也是最简单易用的艾灸方法。艾条在一般的中药店都能买到，大家可以在家里备一点。

艾条灸有4种手法。第一种是温和灸，也叫固定灸。是将艾条的一端点燃，在离穴位2～4厘米处对准穴位熏烤，让熏烤的部位有温热感而无灼痛感，一般每处穴位灸15分钟左右，或者灸到皮肤出现红晕即可。

第二种是雀啄灸。就是将一端点燃的艾条悬于穴位3厘米左右处，一上一下、一起一落地对着穴位灸，就像鸟雀啄食一样。雀啄灸一般每个穴位持续灸5分钟，或也以局部出现红晕为度。

第三种是回旋灸。是将点燃的艾条一端悬于穴位上方约3厘米处，对着穴位周围的皮肤写"O"字，不停地移动画圈，移动范围约3厘米左右，每次灸

20～30分钟，以皮肤有温热感不致灼痛为度。

第四种是实按灸。先在要施灸的皮肤上垫上数层纸或布，将艾条一端点燃，按在所垫的纸或布上灸。在做实按灸时，点燃的艾条可能会熄灭，这时你把它点燃继续灸就行，不会影响效果。

（2）艾柱灸

除了艾条灸外，还有一种就是艾柱灸。它的操作方法是将艾绒捏成的艾柱直接放在皮肤上，点燃后熏烤，这属于直接灸。直接灸时火源离皮肤比较近，灼热感强，所以容易烫伤皮肤。如果担心皮肤被烫伤，可以在艾柱点燃还剩下1/3时用镊子将剩下的艾绒灭火或去掉。如果不灭火，让艾柱燃尽，就是化脓灸了，会留下疤痕。

艾柱灸的量单位是"壮"，一个艾柱燃尽了就是一壮。化脓灸在古代是十分盛行的，古人经常在第一壮艾柱燃尽后再继续加上艾柱施灸，一般每个穴位灸5～10壮。化脓灸后，要及时将皮肤消毒擦干，并用消过毒的纱布包好，一方面防止感染，另一方面还能促进灸疮形成。一般灸后一周左右，灸疮就形成了，一个月后灸疮会痊愈。古人常把灸后发不发灸疮作为衡量艾灸成败的关键，发灸疮才说明效果好。

艾柱灸还有一种，就是在艾柱灸和皮肤上垫上食盐、生姜片、大蒜片、附子饼等物品，然后点燃艾柱熏烤。这种方法相对比较安全，不会烫伤皮肤。而且，这些间隔物也有一定的药用功能，所以选用不同的间隔物还能综合不同药物的功能，更好地发挥治疗作用。

以上这几种灸法是我们在日常比较常用的，大家掌握了这几个艾灸的方法，就能自己在家做艾灸了。

说到这里，可能有人会问："如果治疗某种疼痛时需要灸几个穴位，那先灸哪个穴位，后灸哪个穴位？还是随便选个穴位就能灸呢？"

我在这里告诉大家一个顺序，保证你以后不再犯愁。这个顺序就是：先灸上部，后灸下部；先灸背部，后灸腹部；先灸头部，后灸四肢；先灸阳经上的穴位，后灸阴经上的穴位。

另外，还有一个原则大家还需要注意一下，就是艾灸的壮数应该先少后多，艾柱先小后大。第一次艾灸的人，身体适应能力较差，所以剂量要小一点儿，壮数也要少点儿，艾柱也小一点儿，然后再逐渐加大剂量。你不能图快，一上来就灸个十几二十壮，这样你的身体受不了，艾灸也不能发挥出它应有的作用来。

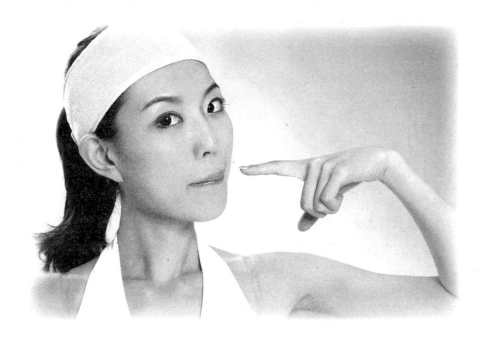

刺血止痛法真没那么可怕

刺血，是一种很古老、流传很广的治病止痛方法，古时候称"启脉"、"刺络"，俗称"放血疗法"，也是民间医学中一种历史悠久的针刺治疗方法。

普通老百姓一听说"放血"两个字就觉得很可怕，感觉就像搞巫术一样。在这里我给大家更正一下，也给大家吃一颗"定心丸"，放血疗法其实是一种非常科学、非常常用的方法，而且操作起来还不怎么疼。

有人可能会说了，都放出血来了，还能不疼？那我问问大家，大家都到医院化验过血吧？医生用采血针往你的手指肚上一扎，然后迅速挤出几滴血，你感觉到能有多疼呢？我们说的放血疗法跟采血针采出的血量差不多，就几滴血。居家使用放血疗法，完全可以买个采血针，用采血针放血，效果是一样的。

在临床上，我也经常会给一些患者采用放血疗法止痛。比如有一个患者，去年因痛风急性发作来到我们医院就诊，右足第一跖趾关节处痛风红肿，疼痛剧烈，不能穿鞋，由家属用轮椅推到医院来的。

我在他的红肿部位局部点刺放血，首次治疗后，患者就表示疼痛明显缓解了。回去后第二天，他就能自己穿着拖鞋来医院找我，肿痛已经减轻大半。我再次对他进行放血治疗，之后肿痛很快消除了。

没想到今年7月的时候，这位患者因为与老朋友聚会，高兴之余就多喝了几杯，结果痛风又发作了，左足踝部及第一跖趾关节又明显肿痛。家人手忙脚乱地把他送到我这里，我看了看，觉得问题不大，就又对他的患处进行穴位点刺放血加拔火罐。两次治疗后，他的肿痛再次消除了。

刺血疗法作为内病外治的一种重要手段，在古代医典中就有不少的相关记载，并一直为历代医家所重视。比如在《素问·气穴论》中就有"血有余则写其盛经，出其血"；《四部医典》中也有记述："放血为外治之最，具有驱除脉病、下泻恶血、止痛消肿、祛腐生肌、去除脓液、愈合创伤等功效。"

具体说来呢，刺血疗法具有很好的止痛作用，如咽喉痛、偏头痛等，用刺血疗法基本都能迅速收到很好的效果。另外，出现疮疡痈疽等症，放血也能让毒邪随血排出，达到清热、泻火、消肿、活血等作用。

刺血疗法很容易操作，器具简单，只需要三棱针，也可以用前面我们说的采血针代替，甚至家里常用的缝衣针都行，不用特别准备什么。另外，针刺放血的止痛效果很快，不管是急性疼痛还是慢性疼痛，往往都能达到很好的疗效。

前几年热播的电视剧《潜伏》中有一个情节：余则成喊着头疼，翠平就拿来锥子、白布给他放血止疼。这样的放血看起来肯定会让人心惊肉跳，很不靠谱。针刺放血的专业手法很多，这些通常都是我们医生在用，居家使用记住我下面告诉你的方子就行了：先用酒精将双手、针具、穴位周围的皮肤消毒，然后用左手的大拇指、食指、中指捏起穴位处的皮肤，用右手持针轻轻刺入穴位，刺入0.1～0.3厘米即可，然后迅速将针抽出，用手轻轻挤压针刺的部位，挤出5～10滴血来，再用干的酒精棉止血，这就完成了，过程就这么简单。

我有一位患者，是一位70多岁的老大爷，平时耳不聋眼不花，唯一的毛病就是偏头疼。每次头一疼，他都特别紧张，担心自己得个什么中风、脑梗之类的。上个月，老大爷发现自己的手脚开始发麻，更加着急了。老伴赶紧陪着他到大医院做了检查，可通过CT诊断，老大爷并没什么特别的毛病。这个结果还让老大爷挺生气：我这明明是有问题的，怎么就什么都查不出来呢？

回到家后，病似乎还有恶化的趋势，发麻程度加深，邻居就建议他去做做针灸。无奈之下，老大爷在附近的一个中医院开始针灸。可针灸了两次后，老大爷也没觉得舒服多少，还一个劲儿地跟老伴儿抱怨，"你看看，这针灸根本没啥效果，和以前还差不多呀，白花钱，还不顶事儿！"

后来，老大爷在一个棋友那听说我这里治疗疼痛效果不错，就来了。我听完老大爷叙述完自己的病情，就准备给他实施刺血治疗。

"啥？放血？"老大爷一听我要给他放血，顿时就急眼了。

我连忙给他解释，告诉他，刺血疗法并不可怕，也不像常人理解的那样大量抽血，一般也就五六滴。我们的身体经络其实就是一个整体，十二经脉的经气都源于此。在这里放血，对激发经气的运行，促进气血运行，都有很好的疗效，而且能治疗各种病因引起的疼痛、麻木等感觉障碍。

事实证明，经过刺血治疗后，老大爷的头疼和身体麻木感确实减轻了，自己也感觉舒服了许多。

当然了，也不是所有人出现身体疼痛时都适合用刺血疗法，有出血倾向、血友病和晕血的人，我不建议进行刺血治疗，另外孕妇也不宜用这种治疗方式。

拔罐是消除疼痛的"行家里手"

人们在说隔靴搔痒时，常常是用来说明某件事只停留在表面，不能深入其内解决问题。而拔罐就有隔靴搔痒之嫌，病在里，罐在外，不仅有一"靴"之隔，甚至还有肌肤的层层隔离，为什么它就能在未病的时候防病，有病的时候将病痛从体内"拔"走呢？

中医上讲，人之所以生病，主要是因为人体气机升降失常，脏腑气血功能紊乱所致。当人体受到风、寒、暑、湿、燥、火、毒、外伤的侵袭或内伤情志后，由于气血的不正常运行导致脏腑功能失调，随之产生的就是诸如瘀血、气滞、痰涎、宿食、水湿、邪火等病理产物，这些产物就是病痛产生的结果，但同时又是新的病痛产生的因素，它们通过经络和腧穴流窜于机体之内。

我们都知道，经络有"行气血，营阴阳，濡筋骨，利关节"的生理功能，由于气机逆乱，滞留脏腑；瘀阻经脉，则经气不畅，经血滞行，就会出现皮、肉、筋、脉及关节失养而萎缩，或血脉不荣、六腑不运等疾患，病理生成物在体内犯上作乱，到处扰乱人体气机的正常秩序，最终导致各种病痛的发生。这有点像我们俗话说的"一颗老鼠屎坏了一锅粥"的意思。

拔罐其实就是在辅助经络气血运行。"经"即径，是通达各处的路径；"络"即网，是错综连缀的网丝。"经"是纵行的干线，"络"是横出的旁枝，它们互相贯穿在人体的上下、左右、前后、内外，从而或深或浅地将五脏、六腑、头面、躯干、四肢等联系在一起，形成一个有机的整体。而拔罐正是通过对经络、穴位的吸拔作用，将毛孔吸开，并令皮肤充血，将体内的病理产物通过皮肤的毛孔被吸出体外，从而让经络气血得以畅通，调整气血的平衡，达到防病镇痛的作用。

过去使用的罐子大都是用燃烧的方法排除空气，也就是我们通常说的拔火罐。火罐用起来比较麻烦，而且也不安全，所以现在我不太提倡用这种方法了，除非是非用不可的时候，才偶尔用它一下。居家使用的话，可以去医疗器械店买一套抽气式的真空拔罐器，这就相当于请了一位呼之即来的名医伴随在你身边。这种罐使用起来非常方便，我家里就备有一套这样的拔罐器，家人、朋友、亲戚有病痛，我常会用这种方法给他们止痛祛病。

拔罐方法具体可分为留罐、闪罐、走罐、针罐、药罐、刺络罐等许多种，比较常用的就是走罐和留罐，一是使用起来方便易学，疗效确切；二是患者乐于接受，没有恐惧感。

留罐是罐拔好后，还留在身体上一段时间，一般为10分钟左右，也可适当延长留罐的时间。留罐不但能治疗皮肤浅表的病痛，还能将深层的病邪拔出来，消灭你的病根。拔罐后，皮肤表面会出现紫色或紫黑色的罐印，有的还会出现明显的水汽或水疱，这就是病邪已经到达体表的好现象。

走罐也叫推罐，一般用于面积较大、肌肉较丰厚的部位，如腰背部、大腿部等。在走罐前，先在皮肤上涂抹润滑油，如橄榄油、凡士林油等，这样在走罐时就不容易出现阻罐现象，而且按摩油中也有一些舒经活络的药物，能将药物直接送达病灶，起到药疗和罐疗的双重作用。

走罐时，先让罐在皮肤上吸定，然后用手握住罐体，罐体稍倾斜，再用力向上下左右方向慢慢推动，就像推土机一样，开始时力度轻一些，随后逐渐加力，推过去，再推过来，在肌肉上缓慢地走来走去，直至皮肤出现潮红或瘀斑样的罐痕。

拔完后怎样取罐呢？注意，千万不要生拉硬拽或旋转罐子，这样容易损伤皮肤。你可以用一只手护住罐身，另一只手的手指头按压罐口的皮肤，让少许空气进入罐内，罐子自然就脱落了。现在常用的抽气式拔罐器就更容易取了，只要把罐头部的"小啾啾"向上提一下，罐子就很自然地松开了。

在临床上，我也经常会给一些患者进行拔罐治疗，缓解或祛除病痛。就在前两天，我还给一位肩周炎患者进行过治疗。她的肩周炎很严重了，几乎到了手不能上举，穿衣都要人帮忙的地步。不过那天与她是偶遇，我两手空空，没有罐，也就没给她做拔罐，只是询问了一下她的病情，然后拿起她的手臂，轻轻转动，一遇到疼痛的受阻处，我就用拇指寻找最明显的压痛点，并不只以某个穴位为目标，而是以寻找疼痛点的方法为主，也就是我们前面说的阿是穴，然后用点穴的方法。这样，哪里痛就点压哪里，大约40分钟后，她的疼痛便大为缓解了。

其实，治疗肩周炎的最好方法就是拔罐，用罐来吸拔阿是穴。我遇到过一些风寒湿邪很重的患者，他们的病邪并不是一天两天形成的，而且由于肩关节周围的特殊性，通常这些积累的病邪会藏在很深的部位里。这时，你再用点穴的方法就不是很有效了，但如果你用拔罐的方法，那就可以大显神威了。

有一位女性患者，就因为寒湿较重，肩周炎疼痛折磨了她很长时间。我在她的患处用拇指先点按，通过这样的触诊，找到她感觉最痛的部位进行拔罐。有些疼痛部位并不一定在穴位上，所以还是选用阿是穴更简单明了，针对性强。我给她拔上罐后，没几分钟，就透过透明的拔罐器看到她被拔部位的皮肤显著变深。我告诉她，你的病气正往外跑呢。她自己也明显能感觉到一股寒凉之气正被吸拔出来，原来的疼痛也变成了舒适，她说自己感到了从未有过的舒适和畅快。

我给她取下罐后，她的患处出现了几个很明显的紫黑色罐印，有的罐印上还有水疱。我用针把水疱挑破后，排出里面的黄水，她顿时感到一身轻松，直赞叹拔罐神奇。

当然了，拔罐是消除疼痛的"行家里手"，但你也不能把它当成万能止痛药，不能哪里疼都用拔罐的方法来止疼。我认为有些疾病还是应该先做个系统的检查，如果只是单纯的颈腰椎病等，按摩、拔罐都可以在短时间内缓解疼痛。但如果是肿瘤疼痛的患者，像关节的肿瘤、椎管内肿瘤等，就不能随便拔罐止疼。曾有一位患者，右膝关节疼痛去按摩，按摩师在按摩后拉了关节一下，结果"啪"的一声，关节断了。原来这位患者一直以为自己是关节炎，但其实是关节肿瘤，他之前从没去检查过。

　　所以，如果是肿瘤引发的疼痛，自己在家拔罐止疼就非常危险，它容易导致局部充血，血液循环流畅，加速肿瘤的生长，增加治疗难度。这也提醒大家，遇到疼痛时，首先要确定疼痛的病因，不能因为拔罐能止痛，就逢痛必拔，那是很不科学的！

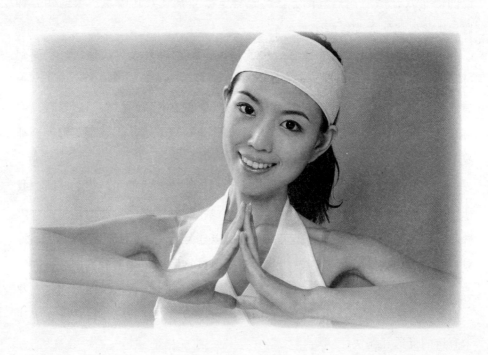

刮痧就是把"痛苦"变成"痛快"

我平时虽然经常使用手法治疗来给患者疗病，仅凭借两只手就能止痛疗疾，既方便又快捷。但我还有一件随身携带的宝物，它既是我偶感不适的自疗良医，也是我助人疗疾的法宝。

这件宝物是什么呢？就是一个小巧玲珑的刮痧板。这块刮痧板长约10厘米，主体部分比中性笔的笔杆略粗一点，头部就像扫帚，全身流线型处理，使用起来很方便，能刮大面积的部位。顶端前角经过圆形处理，刮小面积或用于点穴都行。有时用手点穴，点按时力度不够，就用刮痧板的顶部点按，既省力又能一步到位，非常得心应手。

其实这种刮痧板在市面上很容易买到，一般成品的刮痧板有石头的，有玉的，还有兽角的等等，使用时一般没有特别的限制和要求。如果身边没有刮痧板可用，还可以充分利用身边的工具，比如把植物的茎和叶绕成一团，或者把丝瓜络捏成一团，就能充当刮痧板使用了。如果这些都没有，那干脆就用硬币代替，也未尝不可。

了解了刮痧板，我们就得了解一下刮痧板的用途。刮痧板，顾名思义，肯定是刮痧用的。说到刮痧，这其实是一种古老而有效的治病止痛的方法。《扁鹊传》中记载："扁鹊在虢时为太子治尸厥。弟子子阳历针砥石，以取外三阳五会。"其中，"历针"就是针刺，"砥石"就是用石头作为工具刮拭穴位和经络。

我们知道，凡是某个部位出现疼痛时，肌肉也多会紧张，血液循环存在障碍，疼痛也必然加剧，即所谓的"通则不痛，痛则不通"。而刮痧的目的就是要打断这种疼痛的循环，消除肌肉紧张感，改善血液循环，缓解疼痛。现在医学证明，当损伤局部经过刮摩后，可以缓解肌肉紧张，消散血肿，有利于局部血液循环的改善，加速其他致痛物质的代谢及运转。而且，刮痧还能刺激肌肉深层组织的感受器官和神经纤维，抑制痛觉信号的传导，从而阻断肌肉紧张与疼痛的恶性循环，即所谓的"舒筋通络，解痉止痛"。

一般来说，如果我们身体某个部位有病痛，只要在该部位刮拭几分钟，该部位的皮肤就会出现微红或红花色的杂点，重则成斑，甚至出现青黑色的斑块，严重的触碰斑块时疼痛感加重。这种从皮肤上表现出来颜色和形态变化，中医上称之为"痧痕"。

痧痕包括皮肤的局部组织有潮红、紫红或紫黑色的瘀斑，紫红色的小点状的疹子，而且还常伴有不同程度的热痛感。刮痧后，通常一天或几天痧痕就会自然消失。有些来就诊的患者不敢刮痧，说刮痧很疼，很痛苦，其实关键是还担心痧痕褪不掉，那多可怕啊！我说你大可把心放进肚子里，痧痕是不可能褪不掉的。而且，刮痧的"痛苦"跟你身体病痛带来的"痛苦"比起来，实在不算什么。刮的时候你可能感觉有点疼，有点不爽，但刮完后，神清气爽，腰不酸了，腿不痛了，这多舒服！所以，刮痧其实就是把"痛苦"变成了"痛快"，让你的身体从疼痛不适的状态变得清爽舒适起来。

但是，如果你身体的某个部位没有病痛，你在那个部位刮痧时就不会出现痧痕，也不会有痛感。这是不是很有趣？所以说，刮痧既能治病止痛，又能检查身体有没有疾病，真是一举两得的好事儿！

对于某些疼痛，我们自己就能在家做刮痧治疗。刮痧时，最好在要刮拭的部位涂抹一点儿刮痧油，起润滑作用，免得刮伤皮肤。成品刮痧油的品种很多，大多是由不同的中草药调制的，药店就能买到。如果没有刮痧油，也可以用橄榄油及其他植物油，或者凉白开、蒸馏水代替都行，不需要太讲究。刮痧的时候，用刮痧板边蘸刮痧油边刮就可以。

刮痧的方法也很简单，就是手持刮痧板，在体表轻轻地刮拭，一般刮痧板与皮肤成45°角为宜。注意，要手腕用力，用力还要尽量均匀，并且要顺着一个方向刮，不要来回刮，更不要用蛮力推刮痧板，这样很容易损伤皮肤。刮完一个穴位后，再刮另一个穴位，不要东一下西一下的，没有目的地乱刮。

中医认为，经络气血"不通则痛"，气滞血瘀是引发一些疼痛性疾病的重要原因。而刮痧最显著的功效就是去"瘀"。它通过刺激你的皮肤，使汗孔开泄，迅速出痧，快速疏通经脉，活血化瘀。你经络里的瘀血化掉了，血脉畅通了，"通则不痛"了，疼痛自然也不得不和你说白白了。

比如，我有个朋友，左手腕不知怎么弄的，又疼又麻，而且一点劲儿都没有，连一本书都拿不起来。到医院检查后，医生说这可能是颈椎或脑神经出了问题。可核磁共振都查了，也查不出个原因。于是他就跑来问我，我说："你手发麻，说明气脉是通的，只是气至血未至。"手腕部缺少气血，气血不畅通了，怎么能不疼呢？又怎么能有劲儿呢？但他本人又不是气血很差的人，所以必有阻塞之处。

于是，我在他左臂上仔细查找，发现他肘部天井穴上方有一点按下去疼痛难忍，都形成硬结了。他说，这地方一个多月前打球时曾摔伤过，当时也没在意，疼几天就不疼了，没想到变成了瘀滞。我在他的痛点及整个三焦经刮痧，当刮到接近手腕时，疼痛已经明显消除，而且手也能运动自如了。

刮痧虽然有很好的止痛化瘀功效，但有些人仍然心存顾虑：那刮痧会不会有什么副作用呀？小心是对的，小心驶得万年船嘛，不得不说，有些人还真不适合刮痧。

比如，心脏功能较弱的人，刮痧时很容易晕倒，尤其是坐着刮时更容易出现这个问题。这类人出现某些疼痛症状时，就不适合刮痧。另外还有气血很虚弱的重病患者、孕妇、有出血倾向的人等，也都不适合刮痧。

血压很高的人出现疼痛病症时也别乱刮。尽管刮痧对于高血压还有一定的特效，但特效的东西都不是平安药。如果你不能确保安全，最好还是以回避风险为佳。

穴位贴敷，止痛"奇药"

我这里说穴位贴敷，可能很多人不太熟悉，那要说贴膏药，很多人肯定都听过，甚至自己也贴过，什么筋骨贴、狗皮膏药、消痛贴膏等，多的是。

市面上的膏药，大多数都是祛风湿、活血止痛的，贴的部位也多是病患部位。比如，你手腕疼，就把膏药贴在手腕上；你腰疼，就把膏药贴在腰上；肩膀疼，就贴在肩膀上。这跟穴位贴敷很相似，但也有一定的区别。

有什么区别呢？区别就是：膏药是贴在病患部位，而穴位贴敷主要是把做好的药膏贴在或敷在穴位上，对穴位产生刺激。比如，每年的三伏天和数九天时，很多医院门口都排着长长的队伍，不少老年人都前来贴敷"伏九贴"。这种贴敷，就是我们现在所说的穴位贴敷。

之所以将药膏贴敷在穴位上，是因为经络内属于脏腑，外络于肢节，能运行气血，调节阴阳，濡养筋骨关节，所以药物能通过穴位进入经络、脏腑发挥药理作用，对全身进行调节，从而起到防病、治病、止痛的功效。

"内病外治"，这个说法相信大家都听说过，主要说的就是中药。你生病后吃药，把中药吃进肚子里，是"中药内治"，让肠胃吸收药物的成分。外治呢？恰恰相反，就是让皮肤"服药"，让药物通过皮肤的吸收、渗透进入体内，从而达到防病治病的效果。穴位贴敷，主要就是把药物贴敷在穴位上，所以它也属于内病外治的一个重要组成部分。

说到穴位贴敷的作用，我给大家举个例子，关于我的一位患者。两年前，她出现了腰腿疼痛、关节肿大的症状，血液检测排除了患风湿性关节炎的可能性，被诊断为骨性关节炎。为了缓解疼痛，这两年间，这位患者进行了很多治疗，像什么小针刀、膝关节注射透明质酸钠等，疼痛倒是有所缓解，但一到寒冷的天气和阴雨天，她的疼痛就会再次发作，让她苦不堪言。

去年时，她在一个亲戚的介绍下来到我这里。我在详细地了解了她的病史后，为她制订了"推拿+穴位贴敷"的治疗方法。通过有针对性的推拿，起到了疏通经络、推行气血、扶伤止痛的疗效；而穴位贴敷则可将体内的风、寒和湿邪彻底驱除。去年三伏中初伏的第一天，她接受了第一次穴位贴敷。我将中药药膏贴敷在她的腰部、腿部的相应穴位，30分钟后取下药膏，当天她就觉得疼痛有所减轻。中伏的第一天和末伏的第一天，我又给她分别贴了两次。贴完后，她腰腿痛的症状基本消失。去年冬天，她又在三九天接受了3次穴位贴敷治疗，现在困扰了她多年的腰腿痛基本已经解除了。

腰腿痛一般多发于寒冷季节，不少中老年人都深受其苦。在很多人的观念中，投医治疗也往往集中在冬季，一旦入夏，病情见缓便停止用药，以致治疗不彻底，病痛反复甚至加重。因此，夏季才是治疗颈肩腰腿痛的最好时机，三伏是一年中最热的季节，此时人体内阳气最盛，人体的经络之气也最为通畅。汗出津津、肌肉松弛、汗孔大开，非常有利于毒邪外排。所以在夏季三伏天时进行穴位贴敷，就相当于在最炎热的季节再加"一把火"，达到彻底驱除肌腠内"寒湿"的目的。

现在，经过历代医家的不断实践，穴位贴敷防病、治病、止痛的优势已经越来越显著地体现出来。比如打针、针、灸、服药会有痛苦，而穴位贴敷是既无创伤也无痛苦的，你把它贴在身上，就不用管它了，它不但不疼不痒，还能帮你止疼，非常适合那些害怕打针吃药的患者。

更重要的是，穴位贴敷的疗效还很快。由于所用的药物一般都具有开窍、活血、通络、止痛的作用，所用穴位贴敷也能刺激穴位，直达病所，跟我们现在乘坐的"Z"字头直达车一样，中间不停靠，这样的车跑起来当然比走走停停的车更有速度。

既然穴位贴敷有这么好的效果，那怎样才能进行呢？是不是每次都要像医院门口那些大爷大妈一样，排着长长的队伍，等着找医生给贴呢？

大可不必这么麻烦，我们完全可以自己在家做穴位贴敷。即使你没有任何医学知识，也一样能做得有模有样。

方法很简单，我这里教大家一下：先把从药店买回来的中药按比例搭配好，然后研碎成颗粒或粉末状，直接将这些粉末撒在普通的黑膏药上贴敷，或者更简单一些，直接将粉末撒在穴位上，再用胶布固定住就行了。

如果再稍微专业一点，可以在研碎的中药粉末里加入鸡蛋清、醋、白酒等调成糊状，涂抹在穴位上，然后用胶布包扎好；还可以将药粉加入醋、白酒、凡士林、蜂蜜等熬制成药膏，将药膏贴在穴位上后用胶布包扎。

总之，贴敷的方法多种多样，我们完全可以灵活掌握。只要你能将中药固定在穴位上，什么招数都行。

现在很多女孩子都爱美，衣服也穿得很少，尤其是夏天好穿露脐装，冬天也穿得美丽"冻"人，结果身体很容易受寒，不少女性朋友出现了虚寒痛经的毛病。这里我告诉你们一个小方法：取食盐250克，葱白250克，生姜125克，然后把葱白和生姜切碎，与食盐一起放在锅里炒热后，迅速装进一个布袋子里熨烫下腹部，药凉了后再炒热再敷，每次半小时，每天做两三次，保证能有驱寒止痛的效果。

巧治头面颈部疼痛，
好方法百用百灵

本章介绍的头面部疼痛的穴位都是常见的，其实，日常应用时不必贪多，有时候只要选对一两个穴位，只要持之以恒，效果就很显著。所以，无论做什么，贵在坚持。

那些让你"头痛欲裂"的头痛

说到头痛，肯定是大家再熟悉不过的一种疼痛了。一些症状比较严重的患者，甚至将自己头痛时的感觉形容为"头痛欲裂"。在我的门诊上，几乎每次都有因为头痛前来就诊的患者，有的是偏头痛，有的是神经性头痛，还有什么全头痛、头顶痛、前额痛、神经官能症头痛等等，真是花样繁多，数不胜数，说起来都让人头痛。

为什么会有这么多种头痛困扰着我们呢？中医认为，头部为人体的"诸阳之会"。什么意思呢？我们知道，上为阳，下为阴，头部在人体的最上端，本身就属阳。再来看看经络，人体的十二正经，手三阳经，从手部走向头部，三条阳经在头部回合；足三阳经，从头部走向脚部，头部也是足三阳经的会合之处。还有，人体的督脉，主脉行走于背部的正中线，越过头顶循行到前额，督脉统帅着全身的阳气，在头部循行，头部自然阳气十足。

你们看，这么多的阳气都灌注于头部，那么不管是外感风、寒、暑、湿、燥、火这六淫，还是喜、怒、忧、思、悲、喜、惊这七情，内伤身体后，最终都会上犯到头部，导致经络阻滞，出现各种头痛问题。

我的一位邻居，和我住在同一个小区，是个女孩子，在一家外企工作。去年时，她突然开始头痛，起先两个月发作一次，后来严重到一周发作一次。她去医院神经内科看过多次，医生让她做遍了各种检查，脑部CT也做了，也没发现头部有器质性病变。没办法，每次她只能开点止痛药回去吃，止痛。

有一次，在外面偶遇聊天时，她得知我很善于治疗各种疼痛性疾病，当时就好像抓到了一根救命稻草一样，说怎么不早点碰到我呢，这样她就不用每次头疼都吃止痛药了！

我详细地询问了她的病史，她是这样形容自己的头痛的："我一生气一紧张就头痛。每次头痛起来，严重时都像戴了紧箍咒一样，越勒越紧，有时还会出现钝痛，就像有锤子一下一下地锤击我的脑袋一样。疼得厉害时，我都恨不得将头劈成两半！"

你听听，这疼得可真够难受的吧？

我告诉她，你这个属于紧张性头痛。要解决这个问题，不能光靠吃止痛片，最好的方法就是在穴位上下点小功夫。

哪几个穴位呢？合谷、太冲、太阳、风池和阿是穴。

合谷穴是手阳明大肠经的原穴，主要作用就是祛风解表、疏通经络、行气止痛。这个合谷穴很了不得呀！它的治病范围最为广泛，具有全身的治疗作用，简直就能包医百病了！

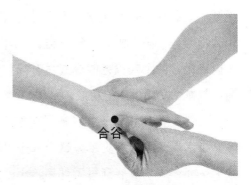

合谷

1972年，美国总统尼克松访华，周恩来总理陪同他参观了中国的针灸麻醉。当时，医生将一根细长的银针轻轻地捻入病人的手部，然后接通电流，就可以对病人起麻醉作用，医生就能给别人做甲状腺切除手术了。在整个手术过程中，病人没有一点痛苦的表现。这个手术当场震惊了美国总统。面对神奇的中医，尼克松大惑不解。现场医生告诉他，那根银针就是扎在了合谷穴上，循经感传到头颈部内，起到了麻醉的作用。

大家看看，这个合谷穴的止痛效果是不是不一般？在中医上，我们都管它叫身体的"止痛片"呀，比你口服的止痛片可有效得多，而且通过刺激它来止痛还不会产生任何副作用。每次头痛时，不管是什么原因导致的，只要你用大拇指用力地掐按合谷穴，每天2～3次，每次约10分钟，就能达到止痛作用。

太冲穴是足厥阴肝经的原穴，能疏肝理气、通经活络、镇静宁神。合谷与太冲相配，是很有说道的。你看，合谷穴在手上，在大拇指与食指之间的手背上，而太冲在脚上，在脚部第一趾与第二趾中间。这两个穴位，双手双脚都各有一个，共4个，所以中医上也将这两个穴位合称为四关穴。

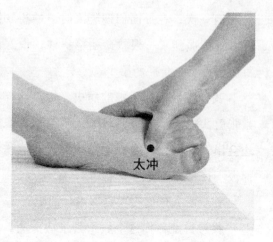

太冲

这两个穴位有点像边关的哨卡，而两只手和两只脚都是离心脏最远的地方，可以算是边疆了。在那儿设立关卡，对保卫身体这个国家的平安是非常必要的。而且，合谷属阳，主升，行气；太冲属阴，主降，活血。两个穴位相互配合，一阳一阴，一气一血，一升一降，一腑一脏，协同作用非常强，所以刺激这两个穴位也能令气血升降协调，阴阳顺接，共同发挥平衡阴阳、通达气血、祛风止痛的功效。

另外，治疗头痛还可以采用在太冲穴刺血的方法。我有位女性患者，已经有十多年的头痛病史了。这个人平时比较爱生气，开始头痛的时候，是隔几天头痛，后来发展到每天都疼，于是来找我。我先是给她用针灸治疗，大约针灸10次左右，头痛就完全控制住了。

一年后，这位患者跟老公吵架生气，结果头痛又发作了，而且比以前更严重，每天头痛的时候都要撞墙了。于是她又来找我，我这次也是先给她做的针灸，但效果不明显，于是改为刺血疗法，找其痛点放血。在头维的位置，我发现一个怒张的血管，于是用三棱针刺此处，一股鲜血马上流下来，当时她就说疼痛轻了。接着我又在她的太冲穴放了几滴血，回家后，疼痛就好了七成。后来她又来放血治疗两次，至今未犯病。

我为什么要在太冲穴放血呢？就因为太冲穴是肝经的原穴。她和老公生气触犯了肝经，导致头痛加重。而太冲本身就有治疗头痛的作用，所以在此穴刺血效果也非常显著。

　　头痛的原因，有时也在于血液流通不畅，瘀血阻塞了血管。这瘀血就是导致头痛的"主犯"。只要我们将瘀血疏通开，"通则不痛"，头痛自然也就消除了。

　　太阳穴大家都比较熟悉了，几乎每个人都能知道太阳穴在哪儿。大家肯定也都有过这样的经验：当长时间用脑后，太阳穴往往会出现重压或胀痛的感觉，这时对太阳穴按揉几下，就能给大脑以良性刺激，解除疲劳，止痛醒脑。

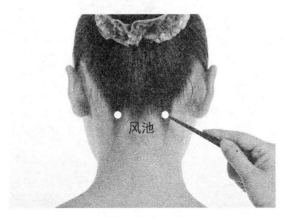

　　风池穴也是个大家应特别记住的穴位。"池"，就是凹陷的意思，所以这个穴位就在我们后脑勺的枕骨下面，项旁凹陷处如池的地方。

　　说到这，我问大家一个问题，大家知道颈和项的区别吗？我们的脖子，前为颈，后为项，风池就在项旁，风则是指风邪。中医将风、寒、暑、湿、燥、火称为六淫，风为百病之首。在自然界当中，风总爱往低洼的地方吹，你看池塘中的水就很容易被风吹起来，所谓"吹皱一池春水"，不光是文学，也体现出一定的自然规律。

　　风池穴主治一切风病，由外风引起的恶寒发热、头项疼痛等，以及内风引起的咽喉肿痛、高血压头痛等，与头部有关的疼痛，基本都能利用风池穴。

　　怎么利用风池穴呢？是按摩？针灸？还是别的什么方法？

　　居家最简单的方法就是按摩，自己也能给自己做。你可以用左手按住前额，将头部固定住，然后用右手的拇指和食指分别按压在两个风池穴上，捏按风池，手法可由轻到重再到轻，依次重复10～15分钟，每天一次。按压后你会发现，头痛症状会明显缓解。

阿是穴我们前面说过了，它不是某个具体的穴位，而是我们身上的疼痛点。不管出现哪种类型的头痛，在利用好合谷、太冲、太阳、风池等穴位外，也别忘了对具体的疼痛点进行刺激，这样疗效会更显著。

另外我再多提一句，如果你是感觉头顶部疼痛，除了以上几个穴位外，还可以再对百会、四神聪进行刺激，效果会更好。

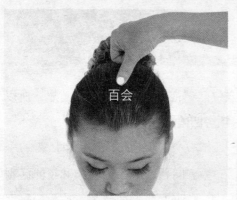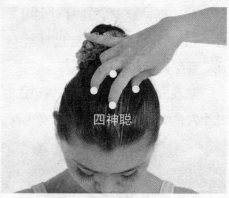

"头痛医脚"，这句话不是没可能

我们有时说一个医生医术比较差时，往往会这样形容他："你这就是头痛医脚，会不会治病呀？"在很多患者的观念中，头痛了就得医头，脚痛了就要治脚，这样才算是对"症"治疗。

但我要告诉大家的是，中医并不拘泥于"头痛医头，脚痛医脚"的这种对"症"治疗的框框，相反，"头痛医脚"这句话却变成了可能，而且还非常有道理，因为这里面包含着辨证论治的深刻道理——中医经络学说。

经络是一个担负联系人体内外各部分纵横交错的联络网，能将人体需要的气血运行至全身，维护人体的生命活动。经是直行的主干，人体内的主要经络有12条，加上任督二脉，共14条；络是经脉的分支，较大的络脉有15条，如果再细分还有奇经八脉等。所有的这些经络，都有一定的循行路线，有的由下到上，有的由外到内，经络遍布全身，内联五脏六腑，外通肢体五官，关节皮毛，构成了一个纵横交错的联络网，将脏腑器官和体表各部分都连成了一个完整的统一体。

这个在前面章节有过详细阐述；也介绍了经脉穴位。这里就不再多说。

在正常的情况下，人体各部分器官不会有毛病。但如果经络不通畅，身体相应的器官就会发生病变，出现各种疼痛。比如，手少阴心经是由心络小肠，如果你出现胸痛、心前区疼痛等症状时，就与心经脉络不通畅有关。

所以说，中医在治疗病症，缓解各种疼痛时，都是按照经络的循行路线，从整体观念出发的，往往会随症施治，方法灵活变通，不拘泥于"头痛医头，脚痛医脚"的限制。

比如，我在临床上给一些头痛患者治病时，就经常为他们针灸或按摩脚上的涌泉穴，这正是"头痛医脚"的典型例子。涌泉穴位于我们脚底板的正中位置，主治昏厥、中暑、头痛、头晕、眩晕、失眠等疾病。针灸的"四总六歌"中说："肚腹三里留，腰背委中求，头项寻列缺，面口合谷收。"这也充分体现了"头痛医脚"、迂回治疗的原则。

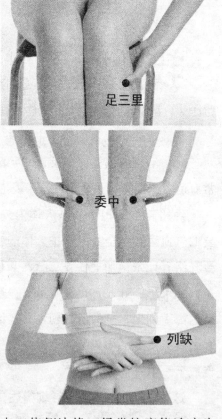

有人可能要问了，这个"四总六歌"讲的到底是什么意思？我在这里给大家简单地解释一下。

"肚腹三里留"，说的是足三里穴位位于膝盖的膑骨下外侧凹陷下的3寸，针灸足三里，主要可治疗肠胃疾病，像我们常见的胃痛、肚子痛等。

"腰背委中求"是说委中穴位于横纹中点（腿窝正中点），主治腰腿痛。

"头项寻列缺"，是说列缺穴位于前臂处，桡骨茎突上方，腕横纹上1.5寸处，按摩它可以治疗偏头痛、头痛、颜面神经痉挛及麻痹、咽喉痛、牙痛等头面部疾病。

"面口合谷收"，是说合谷穴位于第一、二掌骨之间，在第二掌骨的中点，桡侧边缘，经常按摩能治疗头痛、牙痛等痛症。这不仅说明了头痛可以医脚的事实，还说明其他部位疼痛时，也不一定只医治这个疼痛部位，还能通过医治其他部位达到治疗的效果。这也算是"头痛医脚"这句话的一个含义延伸吧，主要表达的就是中医更强调"迂回治疗"的原则。

　　另外，头痛还有几种真正的"医脚"方法，大家可以在家自己使用。其中最简单的一个方法就是用热水泡脚，自己在家做足浴。如果条件允许的话，买一个专门泡脚的木桶。因为既然是泡脚，就要体现出一个"泡"字。"泡"字在这里的体现就是：水要多，热量要够，时间要长，你不能随便拿个盆放点水就行了，这最多只能算是洗脚，不是泡脚。

　　为什么我这样强调泡脚呢？因为热水泡脚可以令脚部和小腿的血管受热扩张，将头部的充血向脚下引，有减轻头部血管压力的作用。尤其是一些患有高血压的中老年人，晚上用热水泡泡脚，不但能缓解头痛，还能使肢体末梢血液循环得到改善，起到降低血压的作用。

　　很多做过足疗的人都知道，在按摩前都要先泡泡脚，而且还会在水里放些中药。那我们自己在家泡脚要不要放中药呢？这个大家视情况而定吧。一般我们在泡脚时，泡到后背感觉有点儿潮，或者额头出汗了，就算是好了，说明你的经络已经上下贯通了。如果你用白水泡就能出汗，说明你的经络很通，不用放中药也行；如果泡30分钟还不出汗，那就可以加点儿中药进去，主要是为了通经活络，活血驱寒。

　　该加什么样的中药呢？我在这里给大家介绍一个泡脚药方，取红花5克，百部5克，苏木5克，独活5克，栀子4克，透骨草4克，细辛3克，威灵仙3克，这是一服药的药量，你一次抓来十服就行，能用上半年，没多少钱。在药店抓药时，就让店员顺便帮你把这些药都打成粉再带回去。

　　回家后，找只旧的丝袜，洗干净后，把药粉一次装上10～20克，系好了放到木桶里，再用热水一冲，药液就冲开了，淡黄色的，很清亮，还有一股药香味，这时就可以泡脚了。

　　泡完后，再按摩一下脚底。脚底与人身体上的多条经络相连，这些经络同时又与头部相连，所以经常按摩脚底能起到刺激经络，减少头痛发作的功效。尤其是脚底的涌泉穴，直通于脑，在泡完脚后按摩它，能更好地引血下行，缓解头痛。

　　还有一种"头痛医脚"的方法就是艾灸，自己到药店买点艾条，点燃后，在距离脚底20厘米或30厘米的范围内，用艾条由远及近地热灸脚底，至脚底感觉温热即可，每次灸10～15分钟。尤其是刚用热水泡完脚后灸，效果更好，这样能起到扩张血管、温煦脏腑、上下贯通、缓解头痛的作用。

　　总之，"经脉所过，主治所及"，经络所经过的部位，该部位的疾病就能用该条经络上的穴位进行治疗。这也是中医治病止痛的一个重要原则，大家应该记住它，以便今后可以灵活运用。

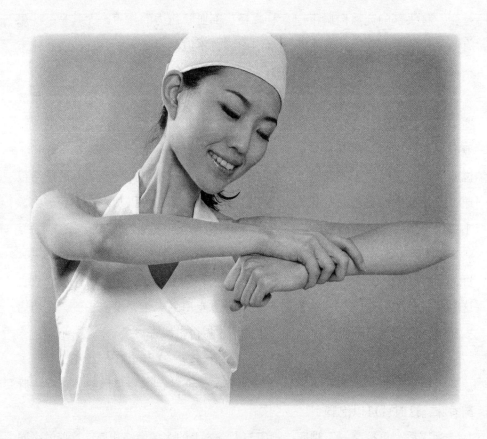

"天下第一痛"的三叉神经痛

三叉神经痛是一种令人"谈虎色变"的疼痛，被称为"天下第一痛"，有"不死的癌症"之称。说到这种疼痛，没有真正体会过的人，恐怕不会知道它究竟有多痛。很多人都体会过牙痛吧？俗话说，"牙疼不是病，疼起来真要命！"那我要告诉你的是，三叉神经痛比牙痛更痛，患者所遭受的痛苦是我们正常人无法想象的。

三叉神经痛也被叫做"脸痛"，容易和牙痛混淆。以前有个疼痛科的朋友跟我讲过这样一件事，说他有个患者，牙痛，那拔吧，就给拔了。可拔了后还疼，疼了又拔牙，结果拔了还疼。就这样疼了拔、拔了疼，一口牙全拔了，装上了义齿，可还是牙痛不止，后来到他们医院确诊后才发现，这其实是三叉神经在作怪。

三叉神经痛与牙痛是不一样的，它是一种发生在面部三叉神经分布区内反复发作的阵发性剧烈疼痛。这种疼痛属于感知疼痛、温暖、寒冷的感觉神经系，倘若三叉神经受到侵袭时，脸部瞬间就会产生被刀割破、被针刺、被电击那样的疼痛，患者不能说话，不能吃饭，也不能动，甚至有的患者为此撞墙、自残，真是痛不欲生！

既然三叉神经痛这么可怕，那大家知道三叉神经在哪儿吗？它被称为"三叉"神经，又包括哪"三叉"呢？

我帮大家找一下。伸出你的一只手，将大拇指和小拇指蜷到手掌里，将食指、中指和无名指伸出叉开，然后将这个手型放在你的脸部，手心在内，手腕部位贴到耳朵部位，比一个像小犄角一样的形状在脸部。这三根手指的指向，就是你的三叉神经方向。既然叫"三叉"神经，自然是有三支了，第一支是眼神经，第二支是上颚神经，第三支是下颚神经，其中以第三支即下颚神经疼痛的情形最多，也有的是下面两支神经同时出现疼痛。

我有一位女患者，前几天来我这里就诊。她进来时，我抬头看了一眼，根本没想到她只有42岁，因为这个年龄并不算大，应该还是比较年轻的。但她当时蓬头垢面，萎靡不振，脸色也非常不好，看起来很沮丧，也很苍老。

坐下后，她就捂着自己的左半边脸，很难受的样子。我就问她怎么了，她停顿了半天，才说了句："我这半边脸疼，疼得受不了了！"然后又不说话了。

我问了半天，好不容易才弄清楚，原来她患上了三叉神经痛，整个下面两支都在痛。她说自己刷牙也疼，吃饭也疼，洗脸也疼，有时不知说哪句话就突然就疼起来了，正常生活受到严重的影响。为了避免疼痛发作，她最近干脆是不洗脸不刷牙，每天只在不疼的时候赶紧吃几口饭度日。大家想一想，一个人几天不洗脸不刷牙，也不说话，每天只是瞅机会吃口饭，这种生活状态得有多糟糕？

我给她选四白、下关、地仓、攒竹、合谷、内庭、太冲、颊车等穴位针、灸，留针30分钟，每日1次，扎了1个星期吧，她的三叉神经痛明显好了很多。

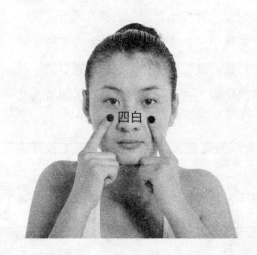

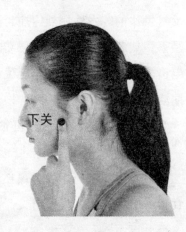

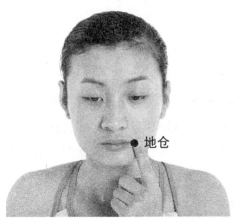

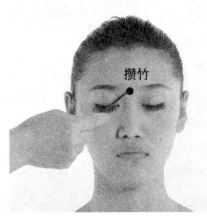

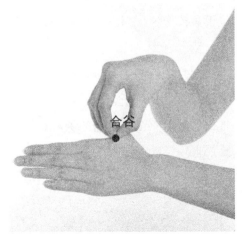

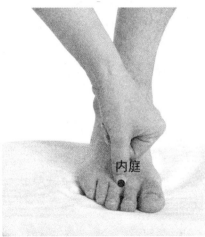

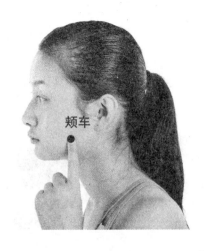

　　三叉神经痛有个非常显著的特点，就是疼痛发作前往往毫无预兆，说来就来，说走就走，你没法预料，也不能准备，呈现骤然发生的闪电式、短暂而剧烈的疼痛，一般几秒钟至几分钟之内，它就能剧烈地疼起来，而且瞬间疼痛程度就直达10分。

　　说到这个10分，我"插播"一点儿小内容。在疼痛科，我们会用一把尺子来衡量患者疼痛的程度，称为"疼痛评分尺"。这个尺子的上面有刻度，标着0～10这样11个数字评分，0分代表"无痛"，1～3分之间代表轻微疼痛（睡眠不受影响），4～6分代表中度疼痛（睡眠受影响），7～10分代表重度疼痛（严重影响睡眠）。10分也就是最大疼痛值，再疼人就受不了了。

像三叉神经痛这种疼痛，就属于重度疼痛，它发作的瞬间就能一下子达到10分的程度。但在两次疼痛发作之间的间歇期，它往往又全无痛感，你会跟正常人一样，干什么都不受影响，但你却不知道它下次什么时候又"光顾"。你说说，这家伙是不是很难缠？

三叉神经痛患者的疼痛一般都有触发点，即面部的"扳击点"，你可能会因为说话、洗脸、吃饭、刷牙、震动、冷刺激、变换体位等，触碰到面部的某一部位而诱发疼痛。这个触发点多位于鼻翼旁、上唇及牙齿疼处，一触即发。

对于三叉神经痛的治疗，现在西医的主要疗法有药物疗法、热凝疗法等方法。但药物治疗副作用也比较大，容易出现头晕、口干、恶心、消化不良等不良反应；热凝疗法简单地说，就是将你那根能感觉到疼痛的神经烧掉，但你的运动神经还能继续工作，也就是脸部也能活动。不过既然感觉神经被烧掉了，那面部的感觉肯定就要差一些，甚至会出现面部感觉异常、咀嚼肌无力等并发症。

在中医方面，治疗三叉神经痛除了针灸外，自己在家也可以艾灸。可以选风池、翳风、太阳、四白、下关、听会、地仓等穴位进行艾灸，或寻找痛点艾灸，每次灸1个小时，每天1～2次。当然，不要期望艾灸一两次就能达到

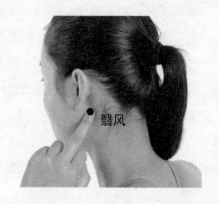
翳风

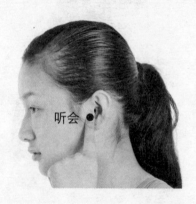
听会

神效，这里涉及艾灸感传。简单地说，就是有的人对艾灸的感觉不敏感，有的人则比较敏感。就像拿针扎你一下一样，有的人针尖刚碰到皮肤上，就疼得跳起来，有的人针尖都扎到皮肤里了，也没觉得太疼。这就是感传的敏感性不同。

　　用艾灸治疗三叉神经痛也是一样，如果艾灸面部会有其他部位的感传，一定也要在那个部位接续艾灸。这就又涉及"接续"这个词，我还得给大家解释一下。也还是打个比方吧，比如你脚上有个关节，一走路就疼，然后你找到痛点进行艾灸。灸了一段时间后，走路时脚不疼了，但在脚的某些位置

还有些疼，与另外一只脚的感觉稍感不同，这时你就继续在这个痛点灸，让"感传"接续上，这样经络就会疏通得快些，止痛效果也更彻底。

　　也可以艾灸足三里和阳陵泉，体会感传，看看是否有向上的感传，最好的感觉是向面部感传。这种艾灸的体会可能是热的，或酸胀、麻木或感觉凉等，这些都是艾灸的正常感觉。

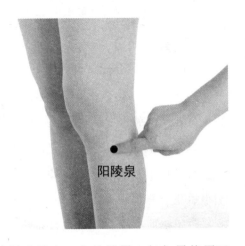

阳陵泉

　　客观地说，以上方法对缓解三叉神经痛具有一定的效果，但如果使用了以上方法止疼效果不明显，还是到医院寻求医生的帮助比较好。

颞下颌关节痛不容忽视

颞下颌关节痛这个可能很多人没听说过，它属于颞下颌关节功能紊乱综合征，也称颞下颌弹痛关节症，明显的临床表现就是下颌关节疼痛，一活动就有"嘎嘣、嘎嘣"的弹响，张嘴受到不同程度的限制，下颌关节处（张嘴时耳屏前凹陷处）常可触及到一个压痛点。

这个毛病通常由于张口过度，比如遇到高兴事儿了，忍不住哈哈大笑一通，或者咬了坚硬的食物，如甘蔗、大骨头等，造成关节囊、韧带、关节盘和咀嚼肌群等组织发生创伤所致。有时遭遇意外损伤、寒冷和湿邪侵袭，也会导致咀嚼肌痉挛，关节韧带扭伤，关节囊和关节盘各附着组织松弛，髁状突和关节凹之间的正常结构紊乱。

说到这，我想起发生在朋友的女儿身上的一件事。大概是在去年吧，有一次电视直播一场篮球比赛，其中有这个女孩喜欢的一个队，结果在看到自己喜欢的队夺了冠军后，她情不自禁地大笑着欢呼起来，没想到"咔嚓"一声，嘴巴合不去上了。不管她怎么捣鼓，这下巴就是不听她的使唤。

没办法，她爸爸给我打电话，把她带到我们家。进来后，我真是哭笑不得，孩子张着大嘴，急得直抹泪儿。我赶紧戴上消毒手套，一手托住她的下颌，一手伸进她的口腔里，轻轻移动几下，她的嘴巴才闭上，下巴也能正常活动了。

可这还没完，几天后，她爸爸又给我打电话，说这孩子的下巴虽然恢复了，可每天吃饭时，她就觉得自己耳朵前面发出"嘎嘣、嘎嘣"的声响，有时咬稍微硬点的东西，两侧关节区就疼得厉害，这是怎么回事？难不成还得了什么后遗症不成？

其实，这个女孩"笑掉下巴"的情况，在医学上称为颞下颌关节急性脱位。虽然已经复位了，但脱过一次臼之后，相关部位韧带便会松弛受损，再活动时也容易发生疼痛，严重时甚至连一块豆腐都不敢咬，非常难受。

患上这种病症该怎么办？有没有什么好办法让它不疼呢？鉴于朋友的女儿是初病，我告诉朋友说，可以先按揉孩子患侧的腕骨穴5分钟，再掐患侧的少泽穴3分钟，然后稍稍放松片刻，再用力掐至酸痛，如此反复3次。

中医认为，颞下颌关节痛为气滞血瘀于手太阳经脉所致。刚刚患病时，病情较轻，且以气滞为主，治疗时应强调行气活血，使其"通则不痛"。腕骨穴位手太阳脉元气聚集的地方，取之按摩可以通其阻滞之经气；耳屏前方的痛点，就相当于手太阳经脉的正穴听宫穴，取手太阳经脉的起穴少泽穴，可使其首尾呼应。

再者，根据全身气血循环所出为肺金和所入为肝木的理论，各经的金穴是气血循环的关键部位，而少泽与腕骨穴分别为手太阳经的井金穴与原穴，两穴配合，气血双理，相得益彰。"气为血之帅"，"气行则血行"，气血畅通无阻了，疼痛自然也就消失了。

如果是患病时间较长了，在按揉腕骨穴和少泽穴的同时，还要加上通里穴、下颌关节部及咀嚼肌群（以咬肌为主）。

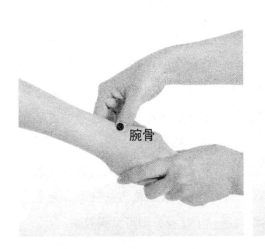
腕骨

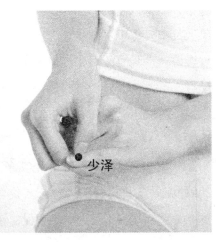
少泽

巧治头面颈部疼痛，好方法百用百灵

在按摩时，可先按揉患侧的下颌关节部与咬肌处5～10分钟，然后同时按揉患者的腕骨穴与通里穴5分钟，再掐少泽穴3分钟。之所以加上了两个部位，是因为久病在络，且局部肌肉、韧带等组织有所粘连，所以应以主客原络配穴法取腕骨穴配通里穴，以疏通表里经气，再加上善于解痉止痛的按揉方法，便能达到较好的止痛效果。

有时遭遇风寒、湿邪侵袭，也会引发颞下颌关节痛。要止住这种疼痛，就要用温热疗法，尤其是艾灸的效果较好。我在这里把这个艾灸的方法教给大家，一旦大家运气不好，下巴"找事儿"，也可以自行在家中进行艾灸的辅助治疗。

要艾灸，首先得选取穴位。治疗颞下颌关节痛的主穴位为下关穴和听宫穴，配穴为阿是穴和颊车穴。下关穴位于耳屏（小耳朵）前约二横指，颧骨弓下凹陷处。张嘴时，这个凹陷就会凸起来，具有疏风邪、关牙齿开阖的功能。听宫穴位于耳屏（小耳朵）前边的凹陷部位，张嘴时凹陷得最为明显，为手太阳小肠经、手少阳三焦经和足少阳胆经的会合穴，具有宣窍止痛、通经活络的作用，为治疗下颌关节病的良穴。阿是穴前面我们都说过了，即"压痛点"，这里不再多说

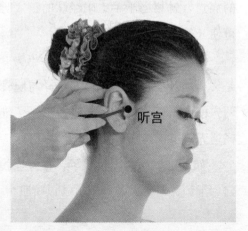
听宫

了。颊车穴位于下颌角前上方约一横指的凹陷部位，在牙齿咬紧时，凹陷处就会有一块肌肉凸起来，具有消肿止痛、通利牙关的作用。这几个穴位相互配合，可以共同起到疏穴通络、温经止痛的功效；再加上艾灸的理气血、祛寒湿、消肿止痛作用，能够有效地促进局部血液循环，让关节部位的疼痛较快恢复。

穴位找到了，接下来就把艾条点燃，然后在患侧的相应穴位距离皮肤约2寸处施以温和的灸法，每个穴位各灸约10分钟，以穴位皮肤红润、充血为度。每天灸2次，5天为一个疗程，连续灸1～2个疗程，即可见到效果。

找对疗法，远离目赤肿痛

我们的门诊经常会遇到一些红眼病患者，这是一种很常见的眼病，中医管它叫"目赤肿痛"，西医则认为这是由细菌或病毒感染引发的急性结膜炎、假性结膜炎、流行性角膜炎等。有一天，就有一位40多岁的男士来找我，说自己眼睛疼得很，前天晚上疼得一宿都没睡觉，早上起来，眼睛带着头疼得都厉害了，这怎么办呢？

我看了一下他的眼睛，又红又肿，眼屎也比较多。我说我给你扎几针吧，针、灸，好得就快。他挺不解，说："李教授，您不开药吗？这眼病不就得开点眼药什么的吗？"

我当时就笑了，说："你这眼病不用开药，我给你扎几针，比开药都管用。"

他有些半信半疑，但还是接受了我的建议。我给他取耳尖、太阳、合谷等几个穴位针、灸。连扎了3天，他的红眼病就康复了。

现在，有关眼睛的健康问题很多，近视、远视这些都不算啥严重的眼病了，睑腺炎、白内障、青光眼、角膜炎等，尤其是一些会引起疼痛的眼病，会让人心烦不已。

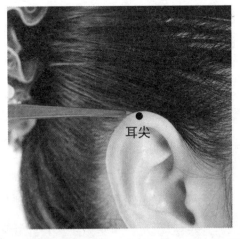

耳尖

中医认为，五脏六腑之精气皆上注于目而为之精。心、肝、脾、肺、肾五脏中的任何一脏偏亢或不足，都可以引起眼病的发生。而五脏中又以肝脏与眼睛的关系最为密切，目为肝之官也，肝开窍于目，怒为肝之性。所以如果你经常心情不好，生气或暴怒，就会导致肝气郁结，气血失调，眼睛失养而可能引起眼睛酸痛红肿、视物模糊，甚至会导致双目失明。

当然了，中医对防治眼睛的各种疼痛还是很有办法的。比如，现在有一种眼病叫风泪眼，也叫"迎风流泪"，这种病平时没有任何不适，既不红，又不肿，也不痒，但只要外出时被风一吹，特别是被冷风一吹，眼泪就会不自觉地流下来，双眼也开始疼痛难忍。

我初中的一位女同学就有这个问题，当时大家都叫她"风中的林妹妹"，因为一见风，她立刻就会变得"眼泪汪汪"的。我当时不了解这种病，更没接触过中医，只是从这位女同学的感受中了解到，这个病虽然小，却非常折磨人。后来，随着自己知识的不断增多，我才知道这个病并不是小病。

在中医上看来，迎风流泪主要分为两种，一种是遇冷风流泪，多由肝肾两虚、肾不纳气、外受冷风刺激所致；还有一种是遇热风流泪，多由肝胆火盛，再加上外感风热侵袭所致。

泪为人体的五液之一，经常眼痛流泪，对眼睛损害巨大，严重时甚至会导致双目失明。那有没有好的解决方法呢？有！你只需经常按压一个重要穴位——承泣穴，就能在一定程度上缓解症状。

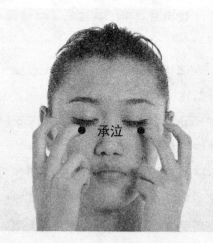

承泣

承泣穴，"承"，受也；"泣"，泪也，水液也，指承受住即将滴下的泪液，因此称为承泣穴。它位于面部，眼瞳孔的直下方，眼球与眼眶边缘之间。除了能治疗迎风流泪外，对眼睛痉挛、角膜炎、视神经萎缩、眼疲劳等导致的眼痛，也有很好的疗效。每天坚持按压30～50次，治疗效果是非常明显的。

另外，用眼过度、眼睛或头部受伤、眼中进入异物、慢性鼻窦炎、偏头痛、甲状腺功能亢进等，也会不同程度地引起目赤肿痛，此时更应对症治疗。中医的一些按摩手法，对治疗这些眼病、眼痛往往都具有很好的辅助疗效。在这里，我再教大家几个简单易操作的小招术，大家平时通过这个小招术好好保护眼睛，缓解眼部的疼痛不适。

第一步：点揉丝竹空、鱼腰、攒竹、承泣、四白、晴明、合谷、太阳各15～20下。这些穴位不一定全点揉，哪个穴位你觉得酸痛的，就重点点揉即可。

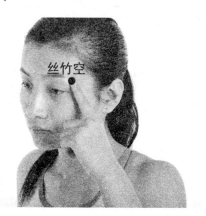

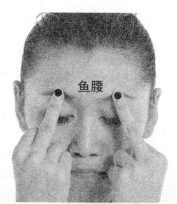

第二步，转动眼球，两眼同时向上、右、下、左顺时针旋转着看，这样眼球自然就能转动起来，转个5～10圈，然后再逆时针转5～10圈。

第三步，两掌心相对，快速搓热乎了，然后迅速将掌心贴压在双眼上，停顿5秒钟左右。多重复几遍这个动作。

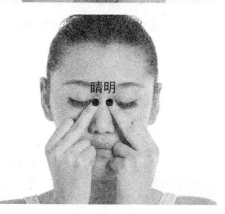

这套动作的三步做完后，也不足10分钟，但眼睛的疲劳、酸胀感会有所减轻。不过，有些穴位可能大家找不太准，那我就给大家说说它们都在哪里。等我说完了，大家可能会觉得：嘿，就这么简单呀！

丝竹空、鱼腰、攒竹这3个穴位都在我们的眉毛上，你可以用食指、中指和无名指同时点揉，这样你用两只手就能解决两条眉毛上的6个穴位。其中，丝竹空位于我们眉毛外端的凹陷处，攒竹位于眉头内侧的凹陷处，鱼腰在眉头中间的凹陷处。这几个穴位对缓解眼睛疲劳、疼痛、肿胀、酸涩等有很好的效果，都有通络明目的作用。

在3个穴位中，鱼腰穴的反应会更明显一些，常被我们称为"经外奇穴"，不但能缓解眼疲劳，对角膜炎、角膜翳、眼肌肿痛麻痹等，治疗效果都不错。当然了，如果你还是觉得取穴麻烦，那就在眉毛的上方、左方和右方点按，觉得哪里酸痛明显，你重点按那个位置就行了。

承泣穴的位置我们前面已经说了，四白穴位于承泣穴下面一些。"四"是个数字，代表的是穴位离眼睛的距离，为0.4寸。0.4寸是多少呢？我们说过，大拇指第一个关节的宽度为1寸，所以，我们用食指放在下眼睑的地方，按揉一下，能摸到眶下缘。眼睛的上面有眶上缘，下面有眶下缘，就是眼眶的一个骨性标志。那么下眼睑下面0.4寸也就是四白穴了。这两个穴位是治疗眼睛疾患的特效穴位，对散光、近视、远视等还有一定的恢复作用。

睛明穴也好找，位于内眼角往内一分处。这么说吧，它就在我们鼻梁的两侧。听名字也知道，睛明嘛，让眼睛明亮。你可以用一只手的拇指和食指就能同时掐住两个睛明穴，非常方便，没事儿时你就能按几下。睛明穴也是足太阳膀胱经上的穴位，具有疏风、解表、清热的作用。中医的清热，在西医里通常就是消炎的意思，上火和炎症都是"火"。有"火"，自然也容易导致目赤肿痛。所以什么结膜炎、视神经炎、视网膜炎等各种眼疾，你都能找睛明穴来解决。

除了按摩外，刺血和拔罐也能缓解和治疗眼痛。我有位患者，是个年轻的姑娘，有一天来门诊找我，说自己左眼睑已经红肿3天了，去医院查了，也吃了消炎药，每天还点着消炎的眼药水，就是没效果。

我问了下她的病情，她曾有过睑腺炎病史。我准备给她采取刺血疗法吧，然后再拔个火罐。

"什么是刺血疗法？"她听我这么一说，还不太明白。

"就是在你的某个穴位上放一点儿血出来。"

"啊？"她一听要放血，很吃惊，显然对我的方法有些不太能接受，甚至不太相信，"治眼病还用放血吗？"

我笑了，告诉她，这个红肿属于脾胃积热上攻于眼，热毒壅阻于眼睑皮肤经络之间所致。而刺血可以疏通经络，活血化瘀，而且还有消炎、消肿、止痛的作用。如果不及时治疗，就会继续发展成为睑腺炎。

她听了我的话后，勉强同意接受刺血疗法。我在她的背部腧穴处找阳性反应点，发现有散在红疹。按照中医的五轮学说，眼胞属脾，于是我在她背部的红疹处及脾俞穴点刺放血约八九滴，然后又加拔了火罐。首次治疗后，她的眼睑部的红色就消除大半，肿势也有所消减。经过3次治疗后，她的眼睑肿痛全部消失了，也没再形成睑腺炎。

当然，如果患眼疾后，大家不敢自行在家进行刺血疗法，怕不知道刺哪里，那就到医院就诊。医生也会根据你的实际病情，采取相应的治疗方法。

鼻炎鼻塞，最好的方法是穴位按摩

从眼睛看下来，就是我们的鼻子。说到鼻子的问题，大家可能在感冒的时候感触最深，要么鼻塞、不通气，要么流鼻涕，很难受。除此之外，还有很多病痛与鼻子有关，比如鼻窦炎、过敏性鼻炎等。

有一次，我在外地做讲座，讲我们身体各个穴位的养生方法，就讲到了鼻炎鼻塞的问题。当时在现场有观众提问环节，有位20多岁的小伙子就问我："李教授，我经常犯鼻炎，都好几年了，每次一犯真是难受！我也去医院做过检查，说我这是鼻窦炎，抗生素也吃了，正规治疗也治了，就是治不好，反反复复的。鼻子堵得厉害，不通气，里面还疼，有时觉得左鼻孔下方的两颗牙都是疼的。您看，我现在就犯鼻炎了，跟您说几句话，鼻子都堵得难受。"

我说我给你出个主意吧，告诉两个治疗鼻窦炎的特效穴位，就是神庭穴和上星穴。这两个穴位挨得很近，都在我们的头上方。我们把头发分开，在

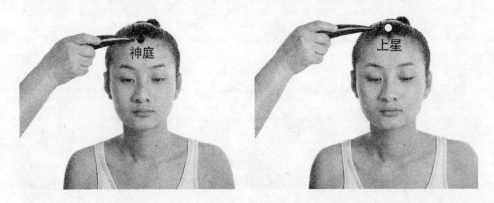

额头前面开始张头发的地方，会出现一个前发际。在前正中线上，入发际0.5寸和1寸的位置分布就是神庭和上星。我们大拇指第一关节的宽度为1寸，所以用大拇指来按揉发际，就直接涵盖了神庭和上星两个穴位，治疗鼻窦炎、消炎止痛的效果特别好。一般每次每个穴位按摩3～5分钟，每天按摩1～2次就行，至于按摩的具体手法则无需太在意，只要自己觉得舒适就行。

小伙子一听，"李教授，我这么难受的病，您是说每天就按按这两个穴位就管用了？这靠谱吗？"

我笑了，告诉他说，靠不靠谱，你按揉一阵子就知道效果了。

很多人的想法可能都像这位小伙子一样，觉得我这鼻塞、鼻炎、鼻窦炎的都好多年了，吃药打针都没用，你这按揉几个穴位就行了？还别说，按揉穴位的作用有时就是这么神奇。信不信，你试过了就知道。

通常急性鼻炎、鼻窦炎等，吃点药可能就有效，但慢性鼻炎也这样治疗效果就不明显了，而慢性鼻炎往往又是最折磨人的，有时严重了带着头部、脸颊都是疼的，非常令人苦恼。尤其是感冒的时候，更会加剧鼻塞和疼痛。

其实，出现鼻塞、鼻炎等病症，穴位按摩是个非常好的治疗方法。除了上面我告诉大家的两个穴位外，还有几个穴位对治疗鼻子问题也有较好的效果。这几个穴位就是迎香、风池、三间和陷骨，它们都负责解决你的鼻子问题，什么慢性鼻炎、过敏性鼻炎引起的鼻塞、流鼻涕、打喷嚏等，还有鼻出血，都能调用这几个穴位为你冲锋陷阵，缓解你的鼻子"危机"。

迎香穴可以称得上是跟鼻子最亲的穴位了。光看它的名字就知道了，迎香，顾名思义，如果鼻子有毛病，因感冒、过敏等引起鼻塞，香味就闻不到了。按了此穴后，鼻子通了，那么也就可以笑迎芳香了。这便是我们的老祖宗为它取名为"迎香"的含义。

迎香穴属于大肠经，在我们的鼻孔旁边。取穴时，你可以眼睛直视，眼珠中心点直下，鼻孔两旁约0.5寸的笑纹中就是。"不闻香臭从何治，迎香二穴

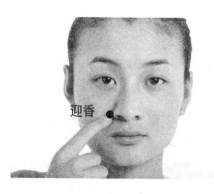

迎香

可堪攻"，治疗鼻子的问题，按摩迎香穴的效果最直接。

有一次，我一位朋友因为患了流感，连续不断地打喷嚏、流鼻涕，我就叫他用力按压迎香穴，直到感觉发酸发胀，然后放开几秒后继续用力按压，如此反复几分钟后，他就不再打喷嚏了，效果就是这样神奇。

怎样按摩迎香穴呢？方法非常简单，用你的食指和中指同时按压2～3分钟，每分钟按摩100次左右就可以了。如果你能坚持按压迎香穴两年以上的话，各种慢性鼻炎都能消失。

风池穴前面说过，它位于我们后脑勺项旁的凹陷处，它能治疗一切风病，五官方面的病痛都能用按摩风池穴来治疗。

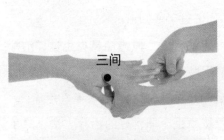

三间

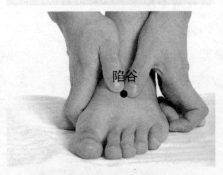

陷谷

三间穴是大肠经上的穴位，陷谷穴是胃经上的穴位，由于大肠经和胃经循行于鼻子，按照远部选穴的原则，"经络所过，主治所及"，所以选这两个穴位无论保健、治病都有效果。

三间穴位于手食指后根部，你在微握拳的时候，桡侧有个凹陷，这里就是三间穴。陷谷穴在足背上，第2、第3跖骨结合部前方凹陷处。平时可以自行按摩这两个穴位，也可以用艾条分别灸5～10分钟。

上面这几个穴位，你在对付鼻炎鼻塞等病痛时，既可按摩其中的一两个穴位，也可以把这几个穴位整体按摩一遍。不过要记住个原则，就是每次每个穴位按摩3～5分钟，每天按摩1～2次就行了，按摩手法也可以随意。

说到这治疗鼻炎、鼻塞、鼻子疼痛，还有个按摩之外的非常实用的小方法，感兴趣的朋友可以试试，这个方法就是对印堂这个穴位进行艾灸。

在艾灸时，患者需要有人帮忙才行。先切一块硬币大小的薄薄的生姜片，用缝衣针在上面刺几个小孔，然后患者平躺下，将这块姜片放在印堂穴上，帮忙的人在姜片上放好艾柱，将艾绒捏成半个枣核大小就行，然后从艾柱的顶端点燃，让艾柱自然燃尽，患者感到烫时可以易柱再灸。燃尽1柱为1壮，每次灸5～7壮，每天1次，很快就能感受到治疗效果了。

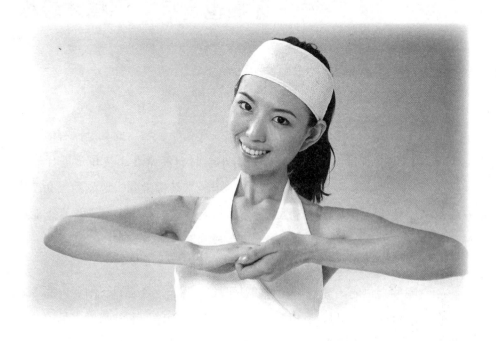

牙痛也是病，不痛才轻松

俗话说，"牙痛不是病，痛起来真要命"，我对此真是深有体会。我小的时候牙齿不好，记得小学时，经常在半夜里遭遇牙痛。我那会儿也吃过很多止痛药，可有效的少，经常是翻来翻去地熬到天亮，简直就是"度夜如年"。当时自己总是想，要是什么时候世上有一种真正能治好牙痛的药物该多好呀！直到成年，自己成为医生后才发现，其实治牙痛的"药"早就有了，就是我们自己身上的穴位。

都有哪些穴位能治牙痛呢？它们是下关、颊车、合谷、二间和内庭等。其实我们虽然说牙痛不是病，但牙痛也是一种病，它是一种临床常见的口腔疾病。中医认为，牙痛主要是由上火引起的，如胃火上攻、风火外袭、肾阴不足、虚火上炎等。但如果你能好好利用这几个穴位，止住牙痛也就不是难事了，保证能让你一身轻松。

下关穴是人体的一个特效穴，是很多病痛的"克星"，尤其是牙痛的"克星"。它属于胃经在面部的经穴，有止痛消肿、通关利窍的功效。取穴时，我们要闭上嘴，由耳屏向前摸有一块突起的骨头，其下面有一处凹陷，就是下关穴。当你牙痛到无法忍受时，按揉下关穴会立刻产生酸胀感。如果力度再大一些，你会觉得自己的半边脸都是酸麻的。按揉时的力度要由轻到重，一般按揉10分钟左右，牙痛就会有所减轻。

颊车穴前面也提到过，它位于下颌角上方1寸的位置，在咬肌隆起时，高高凸起的地方就是，左右两侧各有一个。颊车的意思其实就是下颌骨，也就是牙槽生根的地方。从"生根"的地方找问题，那牙痛找它肯定也就没错了。

合谷穴也很好找，我们前面已经教过大家了，这里就不再赘述了。在按摩时，要注意交叉进行，就是如果你左侧牙痛，就按右手的合谷穴；若是右侧牙痛，就按左手的合谷穴。按揉的时候，最好再加一个牙痛点，那效果就更神奇了，通常80%的牙痛都能在1～2分钟内止住。

那可能有人要问了，我怎么才能找到这个牙痛点呢？方法很简单，当你牙痛的时候，就去捏耳垂贴近面颊的这个部分，绝对会有一个地方很敏感，这就是牙痛点。如果你把合谷穴和牙痛点同时按捏，会马上止痛。当然，这需要有人帮你按一个地方，你自己按另一个地方。如果是因为患牙龈炎才引起牙龈肿痛的，并且反复发作，那经常按压合谷穴也能收到意想不到的效果。

二间穴是当你把手微握成空拳时，在食指本节（第2掌指关节）前桡侧有个凹陷，这就是二间穴。内庭是在足背的第2、第3趾间缝纹端。

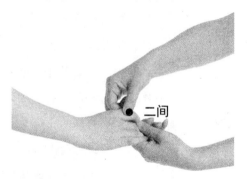

用这几个穴位来解决牙痛，可以重点按揉下关和合谷，也可以分别对它们几个穴位进行按揉，先按面颊上的颊车、下关，再按揉手上的二间、合谷，最后按揉脚上的内庭，每个穴位按揉2～5分钟就行了，牙疼得厉害时就多按一会儿。

如果按摩的效果不明显，也可采取针刺放血的疗法。可以先对面颊上的颊车和下关分别按摩2分钟，然后再分别对合谷、二间和内庭施以针刺放血，每个穴位放2～5滴，每天1次。如果牙痛剧烈，你都觉得无法忍受了，那就每天治疗2次，相信很快能收到效果的。

除此之外，艾灸对牙痛也有不错的效果，能够祛风泻火，通络止痛。但在艾灸时，如果你想让疗效更有针对性一些，就要尽量根据不同原因导致的不同症状的牙痛对症施灸。

比如，如果你是上牙痛，那属于肠火型，应灸下关、合谷、三间、内庭等穴位；如果是下牙痛，就是胃火型，应灸下关、颊车、大迎、合谷、三间等穴；牙齿有松动感觉的，通常都是肾虚导致牙痛，这时可选太溪、合谷、手三里、颊车、涌泉等穴；若是智齿牙痛，就灸手三里、肩井和牙痛点。其中最好用、使用频率高的，应为合谷穴了。

点燃艾条后，将艾条悬于穴位之上，在与皮肤距离2～3厘米处进行。每个穴位灸10分钟左右，各穴位依次施灸。

当然了，不管按摩、针灸、艾灸的效果多么好，最关键的问题还是我们要管住自己的嘴巴。如果你一边按着穴位止着疼，一边不管酸甜苦辣咸拼命往嘴巴里送，那再好的止痛方法对你也无可奈何。所以，管好自己的嘴巴，保护好自己的牙齿，才能从源头上控制住牙痛。

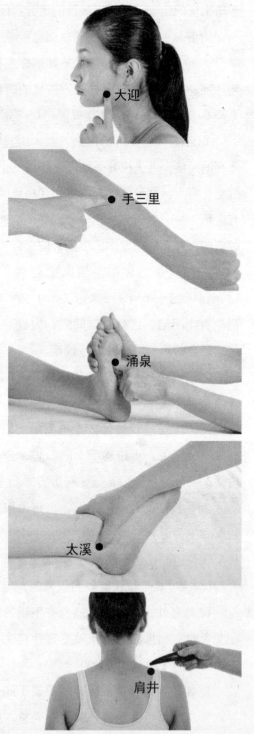

大迎

手三里

涌泉

太溪

肩井

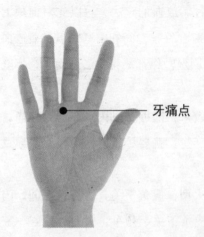

牙痛点

咽喉痛，按摩、贴敷就能解决问题

患有咽喉痛的患者可不在少数，尤其是经常对着黑板粉笔灰的老师，更是深受其害。比如在我们学校里，许多老师都患有慢性咽炎，也经常抱怨自己咽喉疼痛，不舒服。就在上周，一位30来岁的女老师来找我汇报工作，汇报完临出门时，她问了一句："院长，我最近嗓子特别不舒服，估计又是咽炎犯了，您有什么好办法没？"

我询问了一下她的病史，她说自己咽喉疼痛已经两年了，嗓子里总有异物感，也吃了不少消炎药，包括电视里经常做广告的好几种中药咽喉含片也吃了不少，就是一直不见好转。这一两年咽喉都时好时坏，用她自己的话说，就跟连阴天似的，老是断断续续，没见着几个晴天。前两天得了重感冒，这下咽喉疼得更嚣张了，说话都觉着困难，有种要哑嗓子的感觉。

我简单地给她做了个检查，然后选列缺、少商、风池、天突等几个穴位，先对少商针刺放血，放了大约五六滴，又对列缺、风池、天突针、灸。扎完后我告诉她，明天和后天都再过来治疗一次。3天后，她的咽喉痛痊愈了。她高兴的逢人就说，真没想到这困扰她的烦恼，这几针就给她治好了！

咽喉的问题有很多，像扁桃体

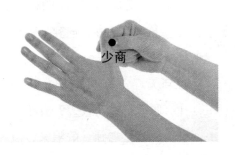

少商

炎、咽炎、喉炎、口腔溃疡等，都可能会引起咽喉肿痛。咽喉肿痛通常发病比较急，而且多半会有发热、咳嗽等上呼吸道感染和食欲缺乏等全身症状，让人非常难受。

要想预防和缓解咽喉痛，学点儿按摩和贴敷的方法很有必要，因为这两种方法解决起咽喉问题可是当仁不让呀！

那么，按摩哪里能治疗咽喉痛呢？大家记住这样几个穴位，它们是：天容、合谷、列缺、照海、廉泉。这几个穴位都是我们身上非常有效的"咽喉含片"，特别是一些从事播音、歌唱工作的人，还有我们老师，平时用嗓子较多，嗓子更容易受到伤害，所以也更应该好好和这几个穴位认识认识，交个朋友。

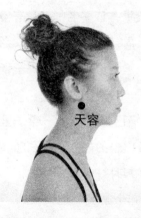

天容穴位于颈外侧下颌角的后方，胸锁乳突肌的前缘凹陷的地方。当我们伸长脖子时，会感到耳朵下方的颈部有两条粗的肌肉，在这两条肌肉与下颌角之间的，就是左右各一的天容穴。

在说天容穴之前，咱们先来说一个古人的生活习惯吧。我们常常说中华民族是礼仪之邦，将"礼"字看得特别重要。《礼记》中说"礼仪之始，在于正容体。"什么意思呢？就是说最基本的礼仪就是穿戴整齐，不能邋遢。古人出门是要戴帽子或头盔的，如果帽子戴歪了，那就是不符合礼仪之道的行为，是会受到谴责的。

我们说天容，就是上天的容貌，仪表非凡。天容穴正好位于所戴的帽子、头盔下垂的地方，起到扶持头容正直、保护头颈的作用，可以让人容貌端正，所以取名为天容。

说到天容穴的作用，也可以与它的名字相互联系起来。大家可以想一下，什么职业最注重仪表？有哪些职业既与仪表有关，又与天容穴的作用有关，没错，就是老师、歌唱家、演艺人员等。所以，利用天容穴保护嗓子对他们来说也是至关重要。尤其在秋冬干燥季节，每天在这个穴位上按摩3～5分钟，对于咽喉疼痛具有很好的缓解作用。

列缺属于手太阴肺经，肺主呼吸，所以列缺也是治疗呼吸系统疾病的常用穴。列缺位于前臂桡侧缘，桡骨茎突上方，腕横纹上1.5寸处。将你的两只手虎口自然交叉，一手食指按在另一只手的桡骨茎突上，食指指尖按到的凹陷之处就是列缺。

照海位于足内侧，内踝尖下方凹陷处，是足少阴肾经的重要穴位。阴虚则火旺，肾属水，要想浇灭身体中的大火，就必须有足够的水才行，所以去火必须滋阴补肾，让肾水旺盛。经常按揉照海穴，能很好地调动肾阴之水，清虚火，利咽喉。

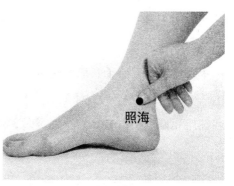
照海

列缺与照海相配是非常有讲究的。什么讲究呢？我给大家简单地说一说。这两个穴位都是八脉交会穴。大家知道什么是八脉交会穴吗？人体的经脉有十二正经和奇经八脉，十二正经和奇经八脉交会的穴位就是八脉交会穴。这个穴位的功能非常特殊，它既能治疗十二正经上的病痛，又能治疗奇经八脉方面的病痛。我们医生经常将八脉交会穴分为4组，手上和脚上的穴位一一对应，一上一下，组成4对简易的穴位处方。列缺配照海就是其中的一组，专门治疗咽喉类疾病。

合谷穴大家都比较熟悉了，前面我们讲述的每种病痛在治疗时几乎都会用到合谷穴。廉泉穴属于任脉，位于颈部喉结上方的凹陷处。与天容穴一样，它也是距离咽喉非常近的一个穴位。"穴位所在，主治所在"，所以它也是治疗舌病和咽喉病的常用要穴。患扁桃体炎、咽喉肿痛时，单独在这个穴位上贴敷，就能起到很好的止痛消肿作用。

贴敷的方法也非常简单，你只要从药店买一张活血止痛膏，将它紧贴在廉泉穴上，24小时换1次，一般两三天肿痛症状就会明显减轻。如果效果不理想，也可以间隔两三天后，再连续贴敷3天，通常5次左右就能治愈。

天容、列缺、照海、合谷、廉泉，这5个穴位是治疗咽喉疼痛的基本穴位。大家可能已经发现了，在这5个穴位中，天容、廉泉离咽喉很近，能直接起到保护咽喉的作用，是咽喉的得力"护卫"、"保镖"；列缺能清肺火；合谷能清肠胃之火；照海能滋

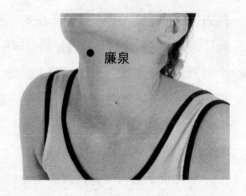

廉泉

阴降火。这5个穴位配合在一起，既能治标又能治本，还愁什么咽喉问题解决不了？日常保护嗓子，或者缓解咽喉肿痛等，分别按摩它们就行了。

另外，要治疗咽喉痛还有穴位不能不提一下，就是天突穴。前面说了，我在给我们学校的老师治疗咽炎时，所扎的穴位中就有天突穴。

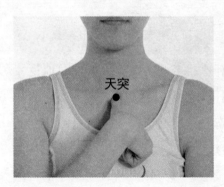

天突

天突穴位于颈部，胸部上窝中央。也正因为它处于颈部，所以该穴位的深处就是气管，针刺它可以治疗咳嗽、哮喘、咽喉肿痛等呼吸系统疾病。如果大家觉得到医院找医生做针灸比较麻烦，也可以自己在家中对天突进行穴位贴敷。

方法很简单。将活血止痛膏剪成3厘米见方的小方块，然后直接贴在天突穴上，并经常用手指在活血止痛膏上按揉。每天换药贴1次，5天为1个疗程，一般1个疗程内就能见效。

我这里还有两个方子，也是治疗咽喉肿痛的，在这里分享给大家，希望对大家有所帮助。

一个是蜜枣甘草汤。选用蜜枣8枚，生甘草6克。将蜜枣、生甘草加清水2碗，煎至1碗，去渣后即可作为饮料服用，每日两次。可补中益气，润肺止咳。适用于慢性支气管炎咳嗽、咽喉肿痛、肺结核咳嗽等症。

还有一个是荸荠萝卜汁。取荸荠、鲜萝卜各500克。将荸荠洗净去皮切块，鲜萝卜也洗净切块，一同放入榨汁机中榨汁。每日饮汁数小杯，连服3～5日。可清热利咽、开音化痰。适用于咽喉肿痛、声嘶、目赤等症。

经常落枕，你可能出现了颈椎问题

有一天早晨，我刚刚起床，准备洗漱，突然接到一个朋友的电话。她焦急地对我说："我落枕了，快点儿告诉我该怎么办，实在太难受了……"

相信很多人都有过她这样的经历：睡一晚上觉，早晨起来，脖子硬邦邦的，转动起来很困难，而且一动就疼，连肩膀和后背都酸了吧唧的。这就是"落枕后遗症"。"落枕"虽然算不了什么大病，却严重地影响我们的生活。当然，最主要的是它破坏了我们一天的好心情。

落枕一般是由于晚上睡眠姿势不当引起的，也可能是由颈项的肌肉牵掣过久，或颈部受到风寒所致。如果偶尔出现一两次落枕，你大可不用放在心上，只要按压几个穴位就能解决了。

在按压穴位前，最好先用一块热毛巾敷在颈筋上，这样能促进肩部的血液循环，治疗效果也会更明显。然后用手指在颈部试探性地摸索，逐点按压，感觉哪里压起来最疼，哪里就是你要重点按摩的目标了。找到痛点后，你就用拇指用力按压那个痛点，每次按压3～5秒，然后停顿2秒后再继续按压。这样有规律、间歇性地刺激一会儿，落枕的疼痛就会缓解不少。

需要提醒大家注意的是，在按压时，不能因为感觉疼得厉害就减轻力度，跟挠痒痒似的，这是起不到治疗效果的。当然，也不要用力过大，按得让自己疼得都跳起来了，这也不行。一般按摩的力度由轻到重即可。

当感觉颈部的疼痛渐渐缓解后，你再找个专门对付落枕的穴位进行按

摩，这个穴位就叫落枕穴。不过，这
个穴位很特殊，它并不在脖子上，而
在手背上。把手掌翻过来，中指与食
指相对的掌骨之间，两指骨尽头起，
向外一拇指宽处，就是落枕穴的位
置。在按压时，用食指或中指的指腹

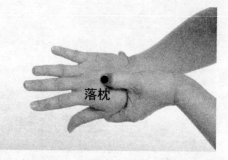

侧面来回按压，每次持续2～3分钟。按完一只手后，再换另一只手操作。两
手多交替着进行几次，效果会更显著一些。

在按摩穴位的同时中，头部也别闲着，可以将头稍稍向前伸，由前下方
缓缓缩下去，使下颌向胸骨上窝靠近，并让颈部肌肉保持松弛，然后再让头
缓慢地左右转动，幅度由小逐渐加大，并将颈部逐渐伸直到正常位置。在头
部转动时，以基本不感觉疼痛的最大幅度为限。

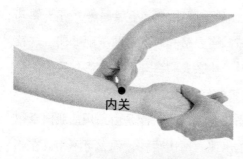

还有个穴位对治疗落枕也很有效
果，就是内关穴。内关位于前臂的掌
侧，腕横纹上2寸，掌长肌腱与桡侧
腕屈肌腱之间。落枕后，你就用拇指
用力掐住内关。由于内关处于两条筋
之间，掐按时可能不好使劲儿，这时
你可以用圆珠笔帽用力按压。再教给
你一个更简单的方法，就是拿一枚硬币在中间进行滚动按压，直到手臂、肩
部、颈部有酸、麻的感觉，再同时左右转动头部，随着疼痛感的逐步减轻，
头部转动的幅度可以逐渐加大，一般3～5分钟后疼痛就能缓解，头部也就能
转动自如了。

顺便提一下，治疗落枕还可以用拔罐的方法，在大椎、肩井、天宗和疼
痛的部位分别拔罐。如果疼痛较轻，直接拔罐就行了；如果疼痛比较严重的
话，可以先在穴位上用皮肤针轻轻叩刺，知道皮肤上出现血痕，然后再拔上
火罐，通常一次就能见效。

大椎位于第7颈椎棘突下凹陷处，当你把头低下时，脖子最高处那个点的

下面有个间隙，大椎就在那里。大椎属于督脉，统领着全身的阳气。所以刺激大椎也能激发身体的阳气，从而起到通经活络的作用。

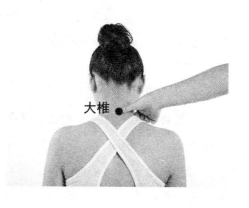

肩井在大椎与肩峰端连线的中点上。天宗位于肩胛上，在肩胛骨的正中位置，冈下窝中央凹陷处，与第4胸椎相平。

另外，还有个小方法可以治疗落枕，就是艾灸风池穴。将艾条点燃，分别对着两侧的风池进行艾灸，以皮肤灼热感为度，每个穴位灸5～10分钟，一般也一次就能见效。前面介绍过，风池穴的位置在项部，枕骨下方的凹陷处。

以上是几个治疗落枕疼痛的小方法，如果我们平时就有意识地预防落枕，那么以上的几个方法你可能只需在别人落枕时才拿出来一显身手的。

怎样预防落枕呢？

之前说过，落枕多是由睡姿不当引起的。有些人觉得，睡觉还要讲个什么姿势，怎么舒坦怎么睡呗！话虽这么说，但正确的睡姿会让我们更舒坦，身体也更健康。

正确的睡姿应以仰卧为主，左、右侧为辅。在仰卧时，要保证枕头能维护颈部的生理弯曲，保持呼吸顺畅，全身肌肉能较好地放松，这样就能有效地预防落枕。还有，枕头不能过高、过硬或过软，要符合个人的肩宽需要。粗略的标准是，仰卧枕高约一拳，侧卧枕高应为一拳加两指，这样的枕头才符合人体的生理要求，预防落枕。如果天气比较冷时，还要注意防止颈部受寒邪侵袭，最好能用大毛巾围着颈项睡觉，让颈部保持温暖。

需要强调的是，如果偶尔出现落枕，上面的几个小方法都能帮你解决，但如果频繁地出现落枕，那么你要注意了，这提示你可能患上了颈椎病，因为落枕就是颈椎病的前期征兆。所以，经常出现落枕的朋友，应尽早去医院检查一下自己的颈椎。

颈椎问题现在已成为困扰不少年轻人的一个大问题。我曾到一些单位去做科普讲座，现场问谁的颈椎不舒服，结果几乎所有人都会举手的。这是一种让人担忧的状况。颈椎病本来是老年性疾病，人到了老年后，肝肾不足，筋骨失养，身体功能逐渐退化，颈椎间的韧带、关节囊和筋膜都会出现松弛，颈椎间盘发生慢性退变是可以理解的。但现在二三十岁的年轻人也普遍出现颈椎问题，能不让人忧虑么？

颈椎病之所以越来越年轻化，主要与我们现在的工作性质有关。很多年轻人每天都对着电脑，甚至一坐就是一天，这是很要命的！中医认为，"久坐伤气"，人体的正气在鼠标键盘的敲打声中一点点被消耗掉，筋肉发生了劳损，自己却全然不知！还有就是不注意保暖，尤其一些女孩子，大冷天儿的穿得又薄又少，颈部那么娇嫩，很容易外感风邪，让经脉受伤，气血瘀滞，这怎么能不得病呢？

一旦患上颈椎病，不但颈椎会疼痛难忍，还会引发其他一些病痛，像头痛、眩晕、手麻、耳鸣等，严重的甚至还会瘫痪！所以，大家应特别注意保护自己的颈椎，预防颈椎病。尤其是每天对着电脑的年轻人，更要有意识地预防颈椎病。关于颈椎病的一些治疗方法，我们在下一节会有详细的讲述。

按揉艾灸，颈椎疼痛不再见

有一次，在跟朋友一块吃饭时，有个朋友对我说，他母亲得了比较严重的风湿病，手指头的关节都无法弯曲，手臂也又麻又痛，稍微着点风，就疼得抬不起来了，甚至连拿筷子、端碗都困难。他给母亲买了风湿膏，可贴了好几种也不管用，问我有没有什么好办法。

我问他："你母亲有没有外伤史或其他病史？"他说他母亲以前的身体很好，没患过其他疾病，更没受过什么伤。现在手臂虽然疼得厉害，但关节并没出现红肿或变大的情况，就是有时觉着有头晕、耳鸣的现象。

我告诉他说："你母亲患的可能不是风湿，而是风寒型颈椎病。她感觉手臂发麻、疼痛的情况，可能都是被颈椎牵扯的。这样，你回去后看看你母亲的舌苔，是不是罩着一层白色的浊腻苔？让她转动一下脖子，听听有没有骨节的响声？再用手拨一拨她脊椎两侧的肌肉，看看筋结是不是一棱一棱的……"

晚上回家后不久，朋友就打电话告诉我说，他母亲的确存在我说的那些情况，颈椎附近有许多筋结，一按就疼。我告诉朋友："其实这些筋结都是郁结不散的气血，你可以帮她慢慢把它们揉开。用你的食指、中指和无名指，在这些筋结上下按揉，同时让你母亲配合着左右转动脖子。刚开始操作时，你母亲会感觉很疼，但揉几天后，她就会觉得脖子和手臂都轻松了，头晕、头痛的一些症状也会渐渐缓解。"

朋友按照我说的去做了，情况也正如我说的那样，几天后，他母亲手臂发麻的症状减轻了不少。我又给他发了几张穴位图，让他照图找穴位帮母亲按摩。现在，他母亲的颈椎病症状已经消除了。

我们前面说了，现在颈椎病已经成为一种很常见的病。每天大街上那些川流不息的人群中，你都能看到一些弓着腰、低着头走路的人，他们的颈椎已经直不起来了，身体就像一个问号一样，被生活压弯了，其中甚至还有很多"小问号"——孩子们。

我有一个远房的侄女，14岁，去年来北京玩时在我们家住了两天。我就发现，这孩子走路不直腰，也不抬头，俗话说就是佝偻着背走。我就问她怎么这样走路？一个小姑娘，走路佝偻着背，多影响美观呀？她说这样走舒服，抬着头直起脖子的话，脖子就疼得难受。我又问了问她的情况，结果她说自己有时还出现恶心、头晕的现象。这其实就是比较典型的颈椎病症状了。

后来我跟她说，我要教给她一个"秘诀"，让她既能抬着头走路又不会脖子疼，就是：用自己的下巴写字。把自己的下巴当成笔，在空中模拟写"米"字。在"书写"时，动作一定要慢，每天早、午、晚各写1次，每次写6个"米"字。这孩子坚持了半年后，打电话告诉我说，脖子疼的症状减轻了不少。

说到颈椎病，可能很多人都似懂非懂，只知道这是颈部的毛病，具体怎么回事并不特别了解。我在这里给大家举个非常简单的例子来解释。大家都吃过夹心饼干吧？夹心饼干是在两块饼干间夹一层奶油，这与我们的脊柱很相似。大家手握拳头，看看手指和手背间拱起的那几个关节，有高有低，凹凸不平的，像不像我们身体侧面的脊柱？高的，凸起来和脊柱相似的，医学上称为棘突；两个高的棘突中间凹下去的，称为椎间盘。

盘子是什么？盘子谁能不知道，就是装东西的器具呗！对。但在这里，盘子起的是一个隔离的作用，将椎体与椎体隔开，所以才叫"椎间盘"，椎体之间的盘子嘛，这个比喻是不是很形象？椎体与椎间盘相互间隔，是不是就像夹着一层奶油的夹心饼干了。

有了这个理论基础，很多疾病就好理解了，包括腰椎疾病、颈椎疾病等。我们这里先讲讲现代人最常见的颈椎病。

颈椎病的成因很复杂，前面我们也说了，经常落枕可能就是颈椎病的征兆。在临床上，颈椎病通常分为下面几种类型：

第一种类型的颈椎病，常见症状为局部肌肉紧张，我们常说的就是后脖颈子疼，有时还会感觉头疼。有的人脖子两边受力不均匀，脖子上的肌肉经常痉挛，所以只能歪着脖子，后背肩胛骨也疼。这属于颈型颈椎病，以局部疼痛、肌肉疼痛为主要症状。

第二种类型的颈椎病是神经根型颈椎病，因为颈部的神经根受到压迫，导致手臂疼、手麻。

第三种类型的颈椎病会造成平衡障碍，压迫椎动脉，导致椎动脉供血不足。我们生活中经常有些人，本来好好的，结果一转头，立刻头昏脑涨，摔倒在地，这就是椎动脉供血不足导致的平衡障碍。身体失去平衡了，可不就会摔倒呗！

第四种类型的颈椎病是自主神经型的。由于压迫，自主神经功能出了问题，导致头痛、心慌气短、心脏病的一些表现等，有时还会出现半身麻木。

第五种类型属于混合型的，是前面4种类型中的2种或3种类型的合并表现。

还有一种是脊髓型颈椎病，压迫到脊髓了，连路都走不了，没力气。这种颈椎病一般需要手术治疗，否则容易引起瘫痪。这种病尤其要小心，针灸的效果还行，但注意不要随意推拿，否则可能会引起严重后果。

说一千道一万，颈椎病不能小觑，因为不但难以忍受的疼痛会影响我们的正常生活，还容易引发其他病症。所以，呵护颈椎也就变得越发重要。除了平时纠正一些不良的生活习惯外，最好能配合一下穴位按摩的疗法，既能"防"又能"治"，既简单又有效。

进行穴位按摩，首先就要找对应的穴位。大椎、天柱、后溪、风池，这几个穴位对治疗颈椎病、缓解颈椎疼痛有显著疗效。

大椎咱们前面说过了，这里不再赘述。

天柱位于后头骨正下方凹陷处，我们的后颈处有一块突起的肌肉（斜方肌），这块肌肉外侧凹陷处，后发际正中旁开约2厘米左右即为此穴。它属于足太阳膀胱经，是治疗头部、颈部、脊椎及神经类疾病的首选穴之一。

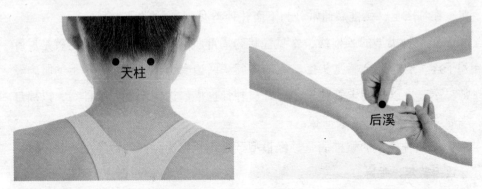

后溪在手掌尺侧，微微握拳，第5掌骨关节后的远侧掌横纹头赤白肉际处就是此穴。后溪是八脉交会穴，与督脉相通，是专门为督脉提供水源的地方，所以古人有"后溪专治督脉病"。后溪与天柱相配，可以调节督脉的经气，通络止痛的效果很好。

风池位于后头骨下，两条大筋外缘陷窝中，相当于耳垂齐平。如果你觉得不好找的话，就用大拇指从耳间的位置向斜上方推，能推到一个凹陷的地方，比较酸痛。这个点，刚好就在我们耳垂的平行线上。

上述几个穴位远近相配，有协同作用，能够祛风解表、舒筋活血、理气止痛。分别按揉以上几个穴位3～5分钟，每日1～2次，以穴位处感到酸胀感为宜。如果自己按着不方便，可以请朋友或家人帮忙按一按。

另外，对以上几个穴位分别进行艾灸，每个穴位温和地灸5～10分钟，每天1～2次，对缓解颈项痛、肩背痛等，都具有较好的疗效，大家不妨自己在家里试一试，肯定能收到效果。

Chapter five

缓解腰背部疼痛，
养治结合效果更佳

腰痛可是个很普遍的问题，现代人一天各种忙，疼了、痛了也不管不顾，受不了就吃点止痛药，慢慢小痛养成大病。

呵护脊柱，小后溪有大功效

不知道大家有没有发现这样一个问题：新买回来的鞋子，穿一段时间后，鞋跟就会发生磨损，而且往往是倾向于一侧。同时，另一边的脚跟也会长出厚厚的脚茧。

很多人可能都不在意这个问题，觉得这也没什么大不了的，不影响走路，不影响吃饭。其实，这反映出来的是我们脊柱不平衡了，所以走路的时候身体会倾向于一边。这个问题很不好解决，因为这是人体无意识的行为，你很难刻意去纠正。

脊柱不平衡，可能年轻的时候没太大的感觉。但是，随着年龄的增大，它的影响也越来越大。要知道，千里之行，始于足下。脊柱就好像是我们建房子时打的地基一样，地基如果不平衡不结实的话，你建起来的房子能稳健牢固吗？

所以说，要想让你的身体这座"房子"保持稳健牢固，就必须呵护好它的"地基"——脊柱。

有人说："我也想呵护脊柱呀，可不得其法啊！我们总不能不走路、不工作吧？"问得好。我们最理想的状态，当然是既能正常工作和生活，又能让脊柱保持健康。怎么办呢？还是找穴位，这个穴位就是后溪。

后溪穴在哪儿呢？上章讲过，它就是在我们的第5掌指关节尺侧后方，第5掌骨小头后缘，赤白肉际处。当你把手握成拳时，掌指关节后横纹头的尽头就是该穴。有人可能要说了，这脊柱的问题怎么又找上手了？

　　这就是我们经络的特点。我们常说，"经脉所过，主治所及"，就是一条经络走行这一段，它上面的所有穴位都能治疗经络所经过的部位的病痛，也就会我们常说的"头痛医脚"的道理。为什么有的人头疼，医生要跑到脚上去扎一个穴位呢？就是因为这个病痛经过的这条经络经过头和脚，对于疏通这条经络的气血都是有好处的。所以，千万不要拘泥于自己的眼光。只要在一条经络上，远近都不是问题。这就好比母子之间，无论远离千山万水，心都是相连的。

　　所以，后溪能呵护脊柱也就不足为奇了。在临床上，治疗落枕、急性腰扭伤等急性疼痛性脊柱疾病时，我总喜欢反转患者的手腕，以拇指端着力掐于患者的后溪穴部位，让患者配合呼吸，缓慢地转动疼痛或受伤的部位，往往几分钟，患者强烈的脊柱相关部位疼痛就会有所缓解，几乎不敢活动的颈椎或腰椎也能渐渐恢复到正常的活动范围。每每此时，患者总是惊叹于我给他们进行的推拿治疗的神奇疗效。在医院里辗转好几天，做一大堆的检查，拎着一袋子药回家吃，管不管用还不一定。为什么只不过推几下、揉几下、按压几下，疼痛就减轻甚至消失了呢？

　　其实这一切的窍门就在小小的后溪穴上。《医宗金鉴》中说过，"后溪、督脉、眦颈"。我有一位患者，10多年来一直坚持练习仰卧起坐，一次甚至能做1000个，身体非常棒。可不想有一次在练习仰卧起坐时，还不到几十下，后腰部就突然感觉剧烈的疼痛，起不了身了，腰部疼得一动都不敢动。

　　给朋友打电话后，让他马上赶过来，将他送到医院进行治疗。骨科专家诊断其为棘上韧带急性撕裂性损伤，让他服用止痛药，卧床休息，必要时需要手术探查。可患者确实疼得厉害，吃了止痛药也没见半点好转。

　　当他来到我们医院时，是被朋友用床推着来的，蜷卧在床上，满头大汗，疼得呲牙咧嘴。我给他检查了一下，发现他的腰部三四脊柱中间部位脊柱明显肿胀，触痛明显，像这种急性损伤进行按摩推拿是不可能的了。可虑到他的病痛正在督脉上，我就拿过他的手，找到后溪穴，轻轻按压。患者忽然大叫起来，原来穴位处也跟着疼痛剧烈，但叫完后他说，腰部的疼痛明显减轻了。

　　我边帮他按压后溪穴，边鼓励他活动肢体。渐渐地，他已经能在床上直起腰身了。但我一松手，他就因疼痛剧烈不能直腰。于是，我就取出银针，在他的双侧后溪部位针刺，并让他继续活动腰部，留针半小时后取针，患者已经能下地活动。连续按揉加针灸3天后，患者就恢复如常了。

现在，由于工作和生活方式的改变，我们很多人都是每天坐在电脑前工作，缺乏运动和锻炼，导致脊柱长期处于一种过度牵拉的状态，不能休息，久而久之，会出现督脉堵塞不通，阳气得不到振奋，或者督脉空虚，寒湿之邪停留其间；再加上现在的生活条件好了，工作和生活的环境都是冬天不冷、夏天不热，一年四季都有空调让我们的机体保持在一种恒温状态下，人与天地四时不能相感应，脊柱出问题也是迟早的事。

但通过按揉后溪穴呵护脊柱，是一种既简单方便而又行之有效的方法，只要在每天工作期间，或敲打鼠标键盘的空隙，不时地将手尺侧的后溪穴放在桌沿或办公桌的突起处进行按压滚动刺激，或干脆直接用手刺激、用笔帽刺激，都可以。只要取穴准确，能让穴位处有酸胀感，都是有效的。坚持下去你会发现，颈部不再那么僵硬疼痛了，背也能直起来了，腰部也不那么酸软无力了。

真正关心自己的人，应该能够将健康养生观念融入到自己的生活和工作当中，使其无处不在，无时不用，而不是等到哪疼了、发病了，才意识到健康的重要性，然后又一味盲目地去寻找所谓的"仙丹妙药"。就好比，在开车路上堵车或碰到红绿灯时，别人在着急狂躁地按喇叭时，我们就可以平心静气地将手放在方向盘上按压后溪穴，这样既疏通了督脉，振奋了阳气，又泄了心火。这样不用花钱也不用花时间就能对我们脊柱有好处的事，又何乐而不为呢！

缓解后背酸痛的小秘诀

相对于胸部、腹部而言，人们对背部的关注度往往很低，总觉得胸腹部才是身体比较娇嫩的重要部位，背部就是个能背能抗的部位，因而对背部也常常是抛之脑后很少顾及。事实上，关于对背部的关注问题，还成全了一位圣明的君主，大家知道是谁吗？

这话还得从唐太宗李世民说起。话说有一天，这唐太宗看到一本医书，上面十分详尽地讲述了背部和五脏六腑之间的关系。唐太宗看完后大为惊讶，没想到这平时丝毫不关注的后背竟然这么重要！不过，这位贤明的君主由此想到的并不是自己的养生问题，而是将人体的各部位同国家的刑罚联系到了一起。他想，这国家的刑罚中就有关于鞭挞后背的法律，现在联系起人体的健康问题一看，唐太宗真是倒吸了一口凉气，这鞭挞后背真是太伤人啦！随即，他颁布了禁止再鞭挞背部的禁令。由此也可以看出，背部与人体的健康是息息相关的，它与我们身上的其他部位有着同样的重要性。

从经络的角度来说，我们的后背其实是一个经络运行的大枢纽所在。背部有身体依傍而树立起来的脊柱，可谓是一个人能够挺起腰板做人的基础。脊背的两旁循行的是与肾经相表里的足太阳膀胱经，这是我们人体循行部位最广的一条经脉，阳气也最多。肾主水，膀胱经主全身的体液代谢。所以，这里也就成了身体中的一个重要"交通"枢纽。

也正因为如此，这里就像一个繁华热闹的车站一样，南来北往的病痛大多都会在此有所表现。所以，在身体祛病保健的问题上，人们往往也会在此

"布下重兵"，推拿按摩离不开后背，拔罐针灸离不开后背。这跟我们的现实社会很相似啦，你想呀，在一个繁华的车站里，警察要去管小偷，城管要去管小贩，工商要去查经营，环卫要去管卫生，这是一样的道理。因此，现在很多中医都从经络的角度出发，将我们的后背称为是"面向身体的大药田"。

正因为我们的后背是个如此繁华的"车站"，人来人往热闹的很，所以很多"小偷"、"坏人"等也会来这里捣乱。相信大家都有过这样的感受：忙活了一天的工作或家务后，常常觉得后背又酸又痛，这时要是有人帮你按按摩、捶捶背，你顿时就会觉得轻松许多。这是因为按摩、捶背后，"小偷"、"坏人"都被打跑了，不能在"车站"继续捣乱了，"车站"自然也就太平了。可是，这打"小偷"、"坏人"的"人"去哪里找呢？谁能随时都给你按摩、捶背，让你舒舒坦坦的呢？

我在刚参加工作时，也经常会有后背酸痛的状况。那时自己刚步入社会，要学习的东西很多，工作又想做得尽善尽美，所以每天过得都很充实，可是一天下来，身体就很疲倦，有时还会向我传达一些报警信号，其中就以后背酸痛最为明显。

有一天，我在书中看到一段中医养生的内容，介绍了几种道家的养生功，其中有一招就是用后背撞墙，说经常练习能消除背部酸痛、疲倦，焕发精神，对肩部、颈椎、腰部等都有好处。

看完后我恍然大悟，对呀，背部有那么多的穴位，为什么不让墙壁替自己"捶捶背、按按摩"呢？这根本不用求人的呀，自己随时都能进行。于是此后一有时间，我就自己跑到墙边练习。这个方法还真是神奇，我只练习了两三天，后背的酸痛感就消失了。

为什么会有这么神奇的效果呢？就因为我们的后背穴位众多，尤其是背部中线沿着脊椎有一身阳气的督脉经过，脊柱两旁是贯穿全身的足太阳膀胱经，此外还集中了心腧穴、肝腧穴、脾腧

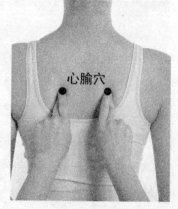
心腧穴

穴、肺腧穴、肾腧穴、胆腧穴等重要大穴。经常刺激这些穴位，自然能达到疏通经络、活血止痛、调节脏腑的功效。

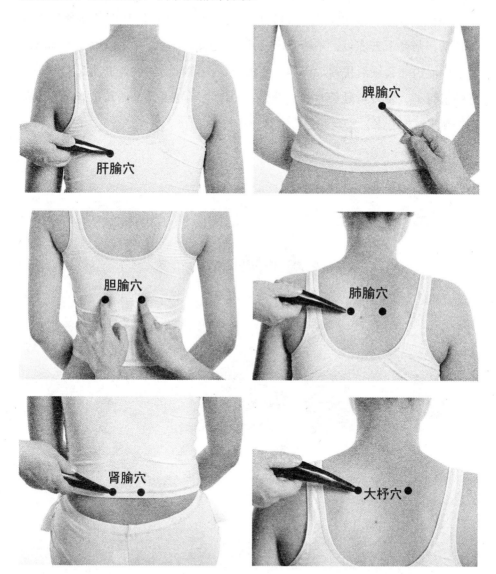

不知道大家注意过没有，很多老年人在晨练时，经常会用后背上下左右地或蹭或撞那些粗大的树干。为什么要做这样奇怪的运动呢？原因就在于此。我们在锻炼时，也可以随时随地这样做，比如在家中或办公室里找一面墙锻炼，撞不同部位也能产生不同的效果。感觉颈部僵硬、酸痛时，就着重撞击颈肩部的大椎、大杼等穴；感觉肩膀酸痛、腰痛时，就重点撞左右的肩胛，上面的穴位都是"止痛妙药"。

当然，不管是秘诀也好还是窍门也罢，要想让它们长期地帮你呵护健康，就得坚持下去才行，不能三天打鱼两天晒网。只有持之以恒，人体防病止痛的能力才会逐渐提高。需要注意的是，锻炼时要循序渐进，起初做3～5分钟就行了，慢慢再延长时间。开始时力度也不要太大，尤其是老年人，要循序渐进试探着来，安全和健康都是第一位的。

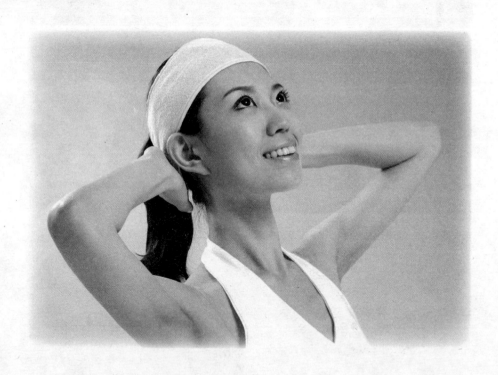

不慎"闪腰"慎处理，舒筋活血是关键

"**闪**腰"，这个估计很多人都体会过。在医学上，"闪腰"被称为急性腰扭伤，多由姿势不当、用力过猛、超限活动及外力碰撞等造成软组织受损所致。比如有一天早晨，我刚到办公室，一个同事就屈身扶腰，一脸的痛苦状，进来找我。

"哎哟，我这从昨天就腰疼得厉害，贴了膏药也不顶用，躺床上怎么都不舒服，折腾了一夜也没睡。现在还疼得厉害，快给我看看呗！"

原来，这位同事昨天晚上打乒乓球，为了救一个球，不慎将左侧的腰扭伤了。我在他的腰部摸了摸，他腰部的肌肉松软且有弹性，没有明显的肌肉损伤现象，看来腰肌劳损的可能性不大。于是，我就对他说："我给扎一针吧。"

我抬起他的右臂，我让他将肘关节屈曲90°角，手握拳，拳眼朝上，然后在他的肘下2寸处取扭伤穴，针刺下去，并告诉他将两腿分开站立，与肩同宽或稍宽，做腰部环转运动5分钟，然后蹲下，继续做环转运动5分钟，结束治疗。结果他起来后突然惊喜地说："咦，好了！这还真神呀！"

他这个问题，其实就是腰部扭动不当，也就是我们刚刚说的"闪腰"了，虽未伤及肌肉，却导致气机不畅。我针刺他的这个扭伤穴，属手阳明大肠经，称手三里，别名叫鬼邪。它具有很好的消炎、疏筋、活络作用，能减轻各部位的神经痛，又能促使气血至受伤部位，加强渗出物吸收，减轻发炎、肿痛等症状。

我们的腰部脊柱是一根独立的支柱，承担着人体60%以上的重力，并从事着各种复杂的运动。在外力的作用下，比如搬动较重的东西、走路滑倒或闪扭身躯等，脊柱关节就会发生超出正常生理活动范围的一过性过度牵扯及扭转，导致小关节或周围筋肉组织发生移位、扭转或撕裂。这时，你就会感到腰部出现剧烈的疼痛，其实这也在提示你，你"闪腰"了。《金匮翼》中记载："盖腰者，一身之要，屈伸俯仰，无不由之，若一有损伤，则血脉凝涩，经络壅滞，令人卒痛不能转侧。"这说明气滞血瘀、筋位不合是"闪腰"的主要病理改变。

急性腰扭伤比较严重时，腰部一侧或两侧会剧烈疼痛，有的患者甚至连动都不能动，更别说行走了，非常难受。我记得大概去年的时候，有一位老先生来我们院看望他的老师，结果一下车，腰一下子就动不了了。哎哟，疼呀！我那天刚好在办公室，只见几个人气喘吁吁地架着这位满脸痛苦状的老先生就进来了。大家都知道，急性腰扭伤后应该平卧休息，但他没法平卧呀，刚从车上下来，也没板子，怎么平卧？所以只能几个人架胳膊的架胳膊，托腿的托腿，给硬抬进来了。

我一看这架势，连忙问怎么回事儿？老先生说，自己刚从车上下来，腰就疼得动不了了。我又问他有没有其他腰部病史，回答说没有，就刚刚这一下子，才腰疼的。

我按了按他的腰部，发现他后腰正中部位疼得厉害。我说这是"闪腰"了，扎一针吧。

老先生一听，边"哎哟"着边说："哎哟……李院长啊，你可给我好好扎扎吧，这疼得不行啊……"

我安慰老先生说："放心吧，老先生，保证一针灵！"

我选老先生的人中穴进针，一边行捻转泻法，一边嘱咐老先生慢慢活动腰部。刚扎时，老先生不但腰疼得动不了，人中部位扎得也疼呀，简

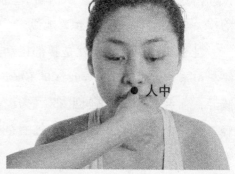

直是欲哭无泪啊！但大约5分钟后，老先生就觉得腰部松快多了，疼痛也减轻了。我又让老先生做做左右摆动、蹲起、抬腿等活动，行了，能动了，疼痛也基本消除了。

老先生自然是非常高兴。我又嘱咐老先生，回家后卧床休息几天，如果还觉得疼，就在疼痛部位拔拔火罐，会好得更快。

为何看似来势如此汹汹的"闪腰"只独取一个人中穴就能"制服"它呢？这是因为，人中穴是我们人体的督脉经穴，督脉起于胸中，经鼻唇沟沿后背正中上行，并有膀胱经汇入，总督一身的阳气，本身就是一个急救的要穴。而急性腰扭伤是气血壅滞于后背正中的督脉与膀胱经之间，所以针刺人中穴可以振奋阳气，令气机得畅，通络止痛，是典型的"中病上治"。

由于"闪腰"是气滞血瘀引起的，属于急症、实症，所以针刺人中穴后主要采取泻法祛邪，患者会感觉针感强烈，人中部位疼痛难忍。但随着经络渐通，行气活血之力渐强，再配合患者适当活动活动腰部，如前弯、侧弯、旋转等，帮助气散血行。通常情况下，经过1～2次针刺治疗，"闪腰"引起的腰痛和转侧不利的症状就能大为缓解。这也就是我们临床上经常说的"一针灵"——针刺人中穴治疗"闪腰"，可以让患者"躺着进来，跑着出去"。

这里需要提醒大家一个问题，如果出现比较严重的急性腰扭伤，比如像我刚才说的那位老先生一样，自己一动都不能动了，尽量及时到医院找医生治疗，不要自己在家处理，或到一些保健中心，让所谓的按摩师给你进行按摩、推拿、踩背等。如果按摩的手法不正确，或力量不适当，不但治不好你的"闪腰"，还可能加重腰痛症状，甚至造成人为的身体损伤。本来医生一针就解决的问题，你非要把问题复杂化，这就得不偿失了。

还有个问题，就是你自己或在按摩院里找人按摩完了，觉着疼痛有所减轻了，就认为这已经好了。其实不然。如果急性期治疗不彻底，使损伤的肌肉筋膜修复不良，产生较多瘢痕和粘连，可能会导致腰部功能减低，出现慢性腰痛、腰肌劳损等病症。当时你可能感觉没什么痛感了，但以后会经常感到腰部无力，一碰上阴雨天就腰酸背痛。这样形成慢性疼痛后，再治疗起来难度就大了。

　　当然，对于不太严重的"闪腰"，虽然感觉有点疼，但并不影响正常的工作和生活，也可以自行在家处理一下，比如拔罐、热敷、贴敷等方法。

　　在拔罐时，可以以痛处局部取穴，也就是"以痛为俞"，即哪痛就拔哪，哪有病痛就在哪取穴。这样，你就能做到会拧水管就会拔罐了。

　　也可以用热敷法，将炒热的盐或沙子包在布袋里，热敷在扭伤的部位，每次敷半小时，早晚各1次，但注意不要烫伤皮肤。

　　药物外敷也有止痛的效果。取新鲜的生姜一块，将内层挖空，把研细的雄黄放入生姜内并盖紧，然后放入瓦上焙干，把生姜焙成老黄色，放凉后研成细末，撒在伤湿膏上，再贴在患处，痛止去药，也能达到舒筋、活血、止痛的作用。

祛除腰痛，找对方法，疗效才快

现在，当一个人说自己腰痛的时候，旁边马上就有人开玩笑说："你是不是肾亏呀？"在很多人的印象中，腰痛往往就是肾亏引起的。所以，时下铺天盖地的补肾壮阳药品广告，也都大肆吹嘘各种"补肾药"能够治疗腰痛。

事实上，腰痛的原因可不仅仅是肾虚肾亏，很多原因都会引发腰痛。比如上周我就接诊了一位30多岁的男性患者，说自己腰疼已经有一年多了。尤其是腰脊两侧，经常感到疼痛难忍。这次是因为实在疼得受不了了，没办法才来就诊。

我问他是做什么工作的，他说自己是一名会计人员，每天都要坐在电脑前工作。前几天他跟几个朋友一起吃饭时，就说到自己腰疼这个事。一位朋友当即就说："等吃完饭后，咱们一起出去洗个桑拿，按摩一下就好了。"

这位患者觉得朋友说得有道理，于是饭后就跟着朋友去了洗浴中心，蒸完桑拿浴后，做了个按摩。按摩师倒是很热情，一通手揉、拳捶加脚踩，十八般武艺一起上，结果是"聋子治成了哑巴"，弄得他的腰部是痛上加痛，趴在按摩床上都起不来了。

我详细地询问了他平时的生活习惯，又给他做了全身检查，最后诊断他为腰肌劳损。这种腰痛，单凭洗浴中心按摩师的那点手法，是不可能治好的。我给他在委中、大肠俞、腰眼等穴位处针刺放血加拔罐，治疗一次疼痛就缓解了。后来，他又连续来治疗了10多天，腰痛问题终于彻底解决了。

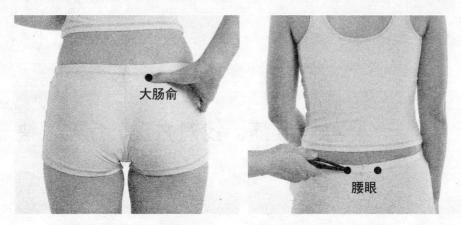

大肠俞

腰眼

　　在我们的生活中，腰痛确实是一种常见的临床症状，谁都不敢说自己不会发生腰痛。但腰痛的病因却又复杂多样，西医所说的软组织损伤、椎间盘病变、腰椎骨质增生、风湿以及一些内脏病变等，都会引起腰痛。中医认为，腰痛主要由外感风邪、跌打损伤、劳欲太过引起。

　　比如，有些爱美的女孩子平时不注意保暖，经常穿露脐装、低腰裤等，让腰部常常露在外面，就很容易让使腰部感受风寒，诱发疼痛。还有些人因为工作关系长期久坐、久站，或者腰部扭伤，导致身体局部经络不通，气血瘀滞，也会产生疼痛。而老年人因为精血亏虚，气血运行不畅，也容易患上腰痛。

　　再就是大家常常说的"肾亏"，同样会引发腰痛。"腰为肾之府"，有些人房劳过度，损伤了肾气，腰部经络得不到充分的濡养，腰痛是不可避免的。所以说，腰痛其实是一组疾病的共同症状。

　　要缓解、治疗腰痛，找对方法是关键。中医认为，治疗腰痛主要的方法是活血化瘀、温经散寒、补肾强身。如果充分运用我们自己身体上的穴位的话，可以选用委中、大肠俞、肾俞、腰眼这几个穴位进行对症治疗。

　　委中是最好找的穴位，位于腘窝的横纹正中间。腘窝在哪儿呢？就是我们膝关节后面的那个凹陷部位。我们身体的足太阳膀胱经在背部有两个分支，而委中就是膀胱经在腘窝的汇合点，能调节背部的经络之气。所以，按揉委中也是缓解治疗腰背部疼痛很有效的方法。

　　肾俞是肾的背俞穴，可以起到调节肾脏元气、壮腰益肾的作用。肾脏好了，腰部经络可以达到充足的濡养，自然也就不疼了。肾俞位于腰部的第2腰椎棘突下，旁开1.5寸处。

此外，大肠俞位于腰部第4腰椎旁开1.5寸处，腰眼位于第4腰椎旁开3.5寸处。这两个穴位都位于腰部附近，穴位所在，也就是主治所在。所以，经常按揉它们可以疏通腰部经络、气血，起到止痛、镇痛的作用。

要通过按揉这几个穴位缓解腰痛，并不一定到医院找医生进行，大家自己在家就能做，手法也非常简单，就是平时用拇指指腹分别按揉上述几个穴位，每个穴位按揉3～5分钟。如果你的腰痛为瘀血所致，比如扭伤，或外感风寒所致，可在按揉上述穴位后，再用三棱针点刺委中放血10毫升。这种方法对缓解各种原因诱发的腰痛都很有效果。

有的朋友要问了："我也有腰疼，但我这是虚寒引起的，该咋办呢？"

虚寒引起的腰痛也无需担心，最好的办法就是艾灸。我们前面说了，艾灸的功能就是祛风散寒、行气活血，对治疗风、寒、湿邪引起的疼痛效果极佳。所以，大家可以分别对上述穴位用艾条温和地灸上10～15分钟，每天1次，或者隔日1次也行，很快你就能感受到效果了。

另外，再给大家介绍一种缓解腰疼简便有效的方法——穴位贴敷。尤其是针对老年人，腰痛多由肾气虚弱引起，用这个方法止痛效果最好了。

贴敷的药方是什么呢？也很简单，大家记住了：取桑寄生、狗脊、千年健、炒杜仲、川断、补骨脂各15克，再取冰片5克，研成细末，每天晚上临睡前用少许白酒将研好的药末调成药泥，贴在腰痛部位，然后用纱布包好。每天晚上换1次药，连续用一周，可以明显缓解你的腰痛症状。

要是由外感风寒引起的腰痛，就选乳香、没药、三七、苏木、延胡索、独活各30克，研成细末后也用白酒调成药泥，晚上临睡前贴在疼痛部位，再用纱布包好。每天晚上换1次药，也连续用一周，活血、通络、止痛的效果也很好。

推拿贴敷缓解尾骨痛

在我接诊的中老年朋友当中，有不少是因为感觉骶尾部疼痛，长期不能缓解而来的。我在询问他们病情时，他们告诉我，在仰卧或坐在椅子时，疼痛会有所加重，有些甚至会影响大便，即大便时不敢用力，一用力就疼痛加剧，且骶尾部有明显的触痛。我告诉他们，这种病痛在医学上称为尾骨痛，多因骶尾骨周围软组织损伤、跌倒时臀部着地或尾骨骨折引起的。临床上以尾骨处疼痛不适，坐卧、行走受限等为主要表现。

人的尾骨是由4～5节尾椎愈合而成，就像"尾巴"一样，所以得了"尾骨"这个形象的名字。其底部与骶椎对应，形成骶尾联合，正常情况下基本没有活动，或只有轻微的前后活动。如果出现尾骨疼痛，一般是因意外挫伤或不当的坐姿压迫了尾骨周围的软组织，形成慢性损伤。在这种情况下，尾骶联合处会有固定的压痛点，你按压它时，会有明显的痛感，以致不能长时间端坐，而且在坐硬板凳、咳嗽、排大便时，疼痛也会加重。

这种疼痛多为局部性的，但有时也可能会引发骶下部、臀上部、腰下部及坐骨神经走行区疼痛，有时尾骨还有蚁走感——就像有蚂蚁在里面爬行一样，麻麻痒痒的；或有"臀沟夹异物"的感觉，腰骶部及双下肢酸痛疲劳。

我就接诊过一位尾骨疼痛很严重的女性患者。她来我这里之前，曾在某医院就诊过，还服用了半个多月的中药，并在尾骶骨处外贴了风湿止痛膏，但疼痛症状不但没减轻，还出现了臀部酸胀下沉感，连走路都觉得大腿根部疼痛难忍。为此，她每天都是小心翼翼，咳嗽、大便几乎如临刑拘，简直痛苦万分！

我问了一下她的病史，原来她两个月前在一次下楼梯时，不小心踩空了，一屁股跌坐在台阶上，等起来后，骶尾部就感觉很疼。到医院拍了片，没发现骨折，她就没当回事儿，想着过几天可能就好了。谁知道后来疼痛越来越严重，她才又去医院就诊，服药贴药，但疼痛仍未减轻。

来到我这后，我询问了她的病情，又看了她的片子后，我决定给她用针刺疗法试试。我取八、会阳等穴位施针，40分钟后，她感觉疼痛有所减轻，并觉全身上下轻松了许多，行走也不像来时那么蹒跚。这样连续治疗1周后，她的疼痛症状明显减轻了。

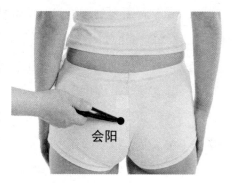

会阳

为什么要选这几个穴位呢？我来给大家解释解释。

八髎，这个并不是一个单一的穴位，而是由我们身体左右两侧各有的上髎、次髎、中髎和下髎，共8个穴位组成的一组穴位名称，简称"八髎穴"。所以，"八髎"其实就是8个穴位组成的一个区域，分别位于人体骶椎第1、2、3、4骶后的凹陷处。同时，它们还处于人体腰部的膀胱经上，而这个部位恰好是人体骨盆的位置。因此，针刺八髎，对腰骶部疼痛、下腰痛、坐骨神经痛，以及我们现在所说的尾骨痛，都有很好的化瘀止痛作用。

在取穴时，大都以第1、2、3、4骶后孔中分别取上、次、中、下髎，但大家在家中自己取穴时，往往难以在体表上摸寻到骶后孔。这时，你只要用食指指尖按在小肠俞与脊椎正中线中间，小拇指按在尾骨上方的骶角上方，中指和无名指相等距离分开按放，各个手指的指尖所到达的地方，食指为上髎，中指为次髎，无名指为中髎，小拇指为下髎，这样取穴是不是就方便多了？

会阳位于尾骨尖旁开0.5寸。在中医上，尾骨痛属于"痹症"范围。《杂病源流犀烛·诸痹源流》中写道："痹者，闭也……壅蔽经络，气血不行，不能随时祛散，故久而为痹。"也就是说，一些外伤损害了尾骨部的经络，导致气血不通，"不通则痛"。而根据穴位的近治作用，刺激尾骨局部的会阳穴，可以疏通经络，活血化瘀。瘀血散去，经络通畅，"通则不痛"，疼痛自然也就缓解甚至消失了。如果再配合艾灸的方法，改善局部微循环的效用会更加明显，止痛效果也更好。在艾灸选穴时，可以灸上述几个穴位，同时在疼痛部位寻找痛点，配合进行痛点艾灸，每次10～20分钟，每日1～2次，效果会很显著。

针灸通常都需要到医院找医生进行，但如果大家在家里能再进行一些辅助治疗，缓解病痛的效果会更好。

在家怎样做辅助治疗呢？比较好的方法除了上面说的艾灸外，还有推拿和贴敷。其实推拿最好也在医院进行，毕竟医生才是专业的，不用担心操作错误。当然，如果你嫌去医院麻烦，也可以到外面的按摩推拿馆进行，但事先最好了解清楚，推拿师傅的手法如何，最好由具有一定资格推拿技术和经验的师傅操作。要是家里有人会推拿，那就再好不过了。

在推拿时，患者俯卧在床上，骨盆下要垫一个枕头。施者站在患者的一侧，双手拇指先在患者的骶尾部轻揉轻顺，以患者能忍受的疼痛为度，反复进行多次。同时，还需要一位助手握住患者的踝部牵引，施者一手抱起患者双下肢，一手以大鱼际置于骶尾部，摇晃下肢

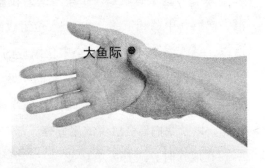

大鱼际

数次。助手拉直下肢上抬，令患者腰部过伸，同时施者以大鱼际在骶尾部揉捻戳按重复数次。最后，患者仰卧过来，助手握双踝，施者在一旁一手按住膝前，一手按在骶尾部，两手相对用力按揉。而后，助手将患者下肢拉直，并令患者骶尾部在施者的大鱼际上滚过，结束治疗。

这个手法首先以轻揉、轻顺的理筋手法，舒缓因外伤等导致的软组织紧张状态，促进致痛物质的吸收；然后再以腰部过伸、揉捻戳按的连贯手法，借助后伸时肌肉韧带的牵拉，令错位的尾骨尽可能地恢复到正常的位置；最后屈髋，并以大鱼际肌为软性支点，在患者伸直下肢的过程中弹压骶尾骨近端，从而达到理筋正骨、活络止痛的功效。

当然，这个方法在家操作起来还是有一定难度的。如果大家觉得不可行，我就再给大家推荐一个比较简单易行的方法——贴敷疗法。

药方为：白芥子10克，三七粉5克，桃仁10克，红花10克，大黄10克，血竭10克，冰片3克。大家到药店买好这些药后，直接让店员把药打碎成粉，回家后自己用白酒将药粉调成膏状，然后涂在直径约2厘米的穴位贴内，敷在痛点上。每次贴敷10小时，每日1次，10日为一个疗程。在治疗期间，还要注意改变坐姿，尽量用大腿来坐，减少臀部的持重和压力；在落座时，可用气垫将疼痛部位架空，防止局部受压，这样恢复起来才更快。

以上介绍的只是几个比较常用的缓解尾骨疼痛的方法，但大家也不要把这些方法奉为圭臬。一旦感觉尾骨疼痛难忍时，还是应先到医院进行详细的检查，在确定没有骨折、严重损伤及感染等情况下，方可自行做一些辅助治疗。切不可一出现疼痛就自行按摩、推拿，以免延误病情。

祛除痔疮疼痛，6 个穴位就搞定

说到痔疮，许多人就不说话了，为什么？因为这实在是有口难言呀！其实，大家不要觉得只有自己才得这个毛病，不耻于口，患痔疮的人是很多的，要不怎么有"十人九痔"这个说法呢！这说明，在10个人当中，就可能有9个人得过痔疮，你说你即使得了痔疮，还有啥不好说出口的呢？

虽然痔疮的患病率很高，但大家并不真正了解痔疮是怎么回事儿。我在外地讲课时，有时就问大家，到底什么是痔疮？有人就回答说："脸上长的痘痘叫痤疮，肛门上长的痘痘就是痔疮。"

那我就再问大家一下，大家都知道人经常长痔疮，那大家猜猜，小猫、小狗、小兔子等小动物会不会长痔疮？

这时，可能大部分人都回答不出来，只有那些自己养过小动物，且又比较细心的人，也许会知道，小猫小狗等是不长痔疮的。

这是为什么呢？这个问题就要从进化说起了。大家知道，人类在学会直立行走之前，都是四肢着地的，那时人类也不长痔疮。后来由于劳动，人类渐渐进化，并学会了直立行走，但是，人的生理结构在漫长的进化过程中并没有完全适应直立行走的姿势。所以，我们的脊柱及很多部位也都容易出现问题，痔疮就是其中的一种。

我们身体的任何一个器官都离不开血液供应，也就是说，任何器官都有动脉和静脉。动脉主要负责把血液运送到身体的各个器官中，静脉则负责将血液回流到心脏。通过这种周而复始的血液循环，人体才能保持正常的生理机能。

肛门与其他的身体器官一样，也得需要血液供应，由动脉送来血液，静脉送走血液。但是，如果有个地方，血液进来很容易，出去时却很难，时间久了，会发生什么事儿？毫无疑问，血液肯定会充斥于静脉之中，难以回到心脏。

我来下一个结论，大家对照一下自己，看我说得是不是有道理。除了老年人外，一些经常得痔疮的人肯定喜欢经常坐着，不爱活动，或者活动量太少，一天有大半天的时间都是坐着，然后就是躺下睡觉了。经常坐着，就容易压迫静脉，导致静脉回流障碍，里面的血液越来越多。久而久之，静脉的血管就会被撑大，形成静脉团。静脉团是什么？就是很多静脉集聚在一起。

一旦静脉团形成了，也就成了病痛的开始。我们知道，长时间坐着容易便秘，而便秘的人在大便时也会很用力。静脉的血管壁本来就很薄，大便时一用力，血管也就很容易破裂。破了之后，血管中的血液就会随着粪便一块儿出来。所以，很多人一发现大便时有血，马上就明白了，"坏了，得痔疮了"。没错，痔疮的一个显著特点就是大便时出血。

除了久坐外，经常吃一些辛辣、刺激的食物，像麻辣烫、辣椒等。这些辛辣刺激的食物在经过肛门时，对肛门的血管也是一种刺激，容易导致血管破裂，引起出血。所以，很多人的吃了辣的之后，会觉得上厕所时非常难受。

说了这么多，可能有人要说了："我虽然知道得痔疮的原因很多，但我更想知道怎么才能在得痔疮时能快速止疼，让痔疮快点好起来。"

这也是我们下面要说的重点内容。在生活当中，我们可以多注意一些问题，尽量预防痔疮的发生，比如多活动、少吃辛辣的食物等，但这些也不能保证就完全不得痔疮了。一旦得了，怎么办呢？

办法也不难，就是找到几个关键穴位，通过刺激穴位来"搞定"困扰你的痔疮疼痛。这几个重要穴位就是长强、百会、会阳、承山、飞扬、二白。

长强穴位于尾骨尖与肛门连线的中点；会阳穴位于尾骨下端的两旁，督

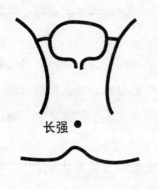

长强

脉旁0.5寸处。这两个穴位距离肛门都很近，为近处选穴，用它们能起到疏导肛门瘀滞之气的作用。

百会位于头顶正中线与两耳尖连线的交叉处，在人体的最上方。说到这，可能有人觉得奇怪，百会穴在头顶，怎么能治肛门问题呢？古人是非常聪明的，能从最简单的生活现象中发现很多科学。大家想想，我们平时提东西时，是不是喜欢提袋子的上方，这个叫什么？叫提纲挈领。意思是说，你抓住一个东西的顶端，就能把整个东西提起来。

在中医看来，痔疮是中气下陷所致，也就是气下不去了，没有上来。我们现在要治疗这个问题，就得把"气"提起来才行。怎么提呢？就找百会穴。百会穴属于督脉，最擅长升举下限之气，将瘀滞在肛门附近的气血"提"上来，就像我们提口袋时提住的那个顶端一样。气血上来了，瘀滞散开了，痔疮问题也就迎刃而解了。

承山穴位于小腿后面的正中部位，伸直小腿或足跟上提时，腓肠肌肌腹下出现尖角凹陷的地方。取穴时，身体直立，双手上举按着墙壁，足尖着地，在腓肠下部出现"人"字陷纹，在"人"字尖下取穴。它的主要功能就是理气止痛，舒筋活络，祛除痔疮疼痛是它的专长。

飞扬位于足外踝上方7寸处，腓肠肌的边缘，具有清泻肛肠湿热、消肿止痛的作用。

二白穴大家也要记住了。它是经外奇穴，也是我们医生治疗痤疮疼痛的经验穴位，非常有效。二白在前臂的

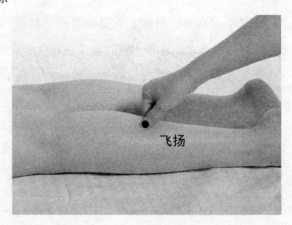

飞扬

掌侧，腕横纹上4寸，桡侧腕屈肌腱的
两侧，每侧各有1个穴位，每条手臂上
有2个穴位，2个手臂共4个穴位。

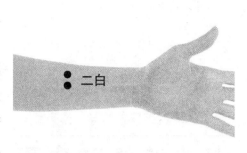

二白

　　找到了穴位，接下来就是怎样刺
激这几个穴位了。一般按揉穴位就能
起到作用，用拇指指肚，每个穴位按
揉3～5分钟，每日1次或隔日1次；也
可以对上述穴位进行艾灸，每个穴位用艾条温和地灸10～15分钟，每日1次。
这两种方法的止痛治疗方法都是很不错的，大家不妨试试。

第六章 **Chapter six**

赶走胸腹部疼痛，
腑脏安康自长生

胸腹部疼痛所警示的常是五脏六腑内的病变。
这些地方要是出问题了可不是小事。多了解一些这方
面的养生穴位，关键时候是能救命的。

手到痛自除，肋间疼痛不难治

有一天，门诊来了一位40多岁的女士，是由女儿陪着来的。她的女儿对我说，他妈妈几个月前跟同事吵架，气得够呛，当天晚上回家就觉得两肋间疼得厉害，并从此落下了病根。现在三四个月过去了，疼痛还没好。她妈妈的脾气本来就不太好，现在得了这个病，心里更是烦躁得厉害，动不动就发怒。家里人都知道她妈妈身体不好，也不敢惹她，处处都让着她。但这也不是个长久之计呀？尤其是这肋间疼痛一直不消，吃药也不管用，担心她再气出个好歹的来。

我听这个女儿讲完了情况后，就知道，这位女士是肝郁气滞，经络瘀阻，导致肋间疼痛的。于是，我就选择了期门、太冲、支沟、阳陵泉等穴位给她针、灸。扎了3次后，她就觉得肋间疼痛缓解了许多，后来又巩固了几次，很快就治愈了她的疼痛问题。

胸肋间疼痛是一种比较常见的病症，尤其是生气或精神受到刺激后，会突然自觉右侧多表现为单侧或两侧胁肋部疼痛难忍，并会在咳嗽、打喷嚏、深呼吸和身体活动量增多时加重。有些肝炎、肝硬化、肝癌、胆囊炎、胆结石、弹道蛔虫等肝胆病变及肋间神经痛等，都会引起肋痛。

中医认为，肝经和胆经都循行于胁肋部，所以要治疗肋间疼痛，就要从肝、胆两经上的穴位入手，期门、大包、阳陵泉、外关这几个穴位效果都不错。

期门位于胸部，在胸前正中线旁开4寸，乳头直下第6肋间隙处就是。它

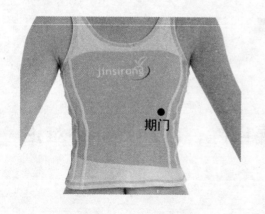

期门

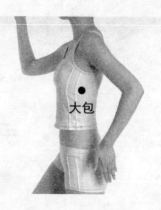

大包

是肝经的募穴，又在两肋间的近部，所以是治疗肋间疼痛的重要穴位，尤其对肋间神经痛有很好的效果。

阳陵泉位于胆经。阳，指此穴位在小腿的外侧；陵，指的是丘陵，是高起来的地方。大家可以看一下，小腿外侧哪个位置高？在膝盖下面偏外侧的地方，有个圆圆的小骨头，有点像我们大拇指的指甲大小，很圆滑。我们轻轻顺着膝盖外侧往下摸，很容易就能摸到这个小骨头，医学上称腓骨小头。找到这个腓骨小头后，继续向下摸，在腓骨小头的后方，有个凹陷，用拇指按压，会有酸胀感，这就是阳陵泉。按摩或者针刺阳陵泉，能起到疏利肝胆气血、行气止痛的作用。

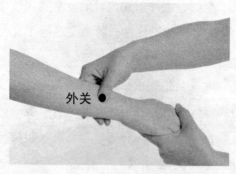

外关

外关是手少阳三焦经的经络，与足少阳胆经是同名经，肝胆互为表里，经脉相同，分布在胁肋处。所以，通过刺激外关来治疗肋胀胁痛，尤其对郁闷急躁引起的胸肋部疼痛有很好的效果。外关的位置也很好找，把胳膊水平地放在桌子上，手掌向上垂直立起，就能看到手腕那里有条横纹。从横纹处往手臂上量取两横指，就找到外关穴了。

大包属于足太阴脾经，位于胸部的腋中线上，第6肋间隙处。在大包穴的位置，分布有第6肋间神经及胸长神经末支，以及胸背动脉和静脉等第6肋间的动脉和静脉，因此，刺激大包可以治疗胸肋满痛、气喘及全身疼痛等。

　　在家里自己治疗肋间疼痛时，最好用艾灸的方法。可以按照我前面教给大家的"从上到下"的艾灸原则，根据穴位的大致位置，每个穴位用艾条灸10～20分钟，每日1次，治愈为止。

　　如果觉得艾灸麻烦，自我按摩的方法也可以，也是按照"从上到下"的原则，用大拇指的指腹在每个穴位分别按压2～3分钟，力度由轻到重，每日1次，直到治愈为止。

　　另外，膻中也是个治疗肋间疼痛的有效穴位。膻中位于胸部，两乳头之间的中点上。它属于八会穴中的气会，可以行气、解郁、止痛，有非常棒的调理气血的作用，所以治疗肋间疼痛也可以从调理气血的角度实现。

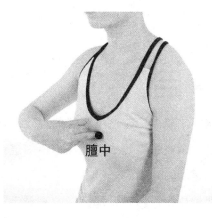

膻中

　　这个穴位也可以选用艾灸的方法，用艾条温和地灸膻中穴，每次灸15～30分钟，每日1次，5日为一个疗程。如果5日内没有痊愈，就隔两天再进行第二个疗程。顺便提一句，用手指按揉膻中穴还能止打嗝。当打嗝不止的时候，就用手指在膻中上按压，力度先轻后重，3分钟左右就能止嗝。

　　除了按摩和艾灸，穴位贴敷的方法也能治疗肋间疼痛。我告诉大家一个贴敷的药方，可以自己到药店买回药后，在家就能自我贴敷。药方为：柴胡10克，青皮30克，延胡索50克，龙胆草50克，在药店买药时就直接让那里的店员帮你把这些药打成粉，回来后用食醋调成药泥，然后将药泥贴在疼痛那侧的期门穴上，用纱布包扎固定。每日换药1次。如果同时在疼痛的部位也贴上药泥，效果会更明显。

巧妙远离乳房疼痛

自从成功塑造了"林妹妹"形象的陈晓旭女士因患乳腺癌去世后，越来越多的女性开始关注起乳房的健康问题了，去医院检查的人也越来越多，这是个很好的现象。可是有一天，我在报纸上看到一则报道，说中国竟然有几十万女性都不知道自己已经患上了或轻或重的乳腺疾病。看到这里，我的心"咯噔"了一下。虽然很多女性朋友已经开始关注自己的乳房健康，但仍然有那么多的人对于自己身体上的可怕病痛毫无察觉，这又令我感到很着急。

说到这，我想起了自己的一个远房表姐。大概在去年的时候，有一天，我的一个远房姑妈，就是我这个表姐的妈妈，给我打电话，说我表姐的胸部长了个大肿块，一碰就疼得不行，问我会不会是长了肿瘤。我问了一下具体表现的症状情况，初步诊断表姐这应该是急性乳腺炎的现象，就告诉姑妈3个穴位，让她按我说的给表姐做按摩。另外，我还告诉姑妈，要劝表姐放宽心态，不要瞎琢磨、瞎治疗。

就这样，一周过去了，姑妈也没再给我打电话，我就挺惦记这个事，所以就主动打电话过去询问一下。结果令我意想不到的是，表姐并没有按照我说的方法做按摩，而是做了乳房切除手术，此刻她正躺在医院里住院呢。一位资深的专家将她的乳房切除了一大半。我听完当时就有点儿火了。乳房是女性的一个重要标志，怎么能说切就切了呢？

其实，我这个表姐得的就是"急性化脓性乳腺炎"，我们中医管它叫

"乳痈"，一般是由乳汁瘀积引起的。听姑妈说，表姐每次给孩子喂奶后，都没及时将乳汁排空，而且她给孩子哺乳的时间也很短，只有半年左右，这才引来"乳痈"上身。

一般对付"乳痈"这种乳房红肿疼痛的病症，按摩的治疗效果就很不错，但很多人都觉着不靠谱，认为只有把乳房切开，活生生地把脓引出来，或直接把发炎的部位切了才放心。我在这里给大家介绍几个穴位，运用好它们，根本不用开刀，甚至吃药都不用，自己动手就能治愈"乳痈"，而且对其他乳房疼痛不适等症状也有帮助。这几个穴位就是肩井、天宗、膻中、阳陵泉。

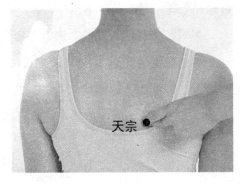

天宗

肩井前面有提过，它是足少阳胆经上的重要穴位，位于肩部大椎与肩峰连线的中点处。肩，指穴在肩部；井，指地部孔隙。"井"个人的感觉就好像是四通八达，上下左右全出头一样。事实上，肩井也确实是个四通八达的通经活络的要穴。我们中医大夫在治疗女性乳房胀痛、乳腺增生等病症时，都会利用肩井穴。

我想起了接诊过的一个患者。有一天，我门诊上来了位中年女士，神色看起来很忧虑。我当时问她怎么了，她说最近感觉自己乳房里好像长了东西，去看了外科，医生的诊断是"乳腺小叶增生"。我看看她的病历卡，的确如此。她还说，自从上次诊断后，吃了一段时间的药，但感觉效果不太好，于是就想看看中医。

经过诊断，我发现她两侧乳房的上方确有几个或大或小可触及的片状及颗粒状结节，略显发硬，触碰疼痛。这是乳腺小叶增生的症状。这种病多由肝郁痰凝引起的，于是我就问她："你月经前后乳房有什么异常的感觉吗？"

她说："月经来时乳房会又胀又痛，而且肿块比现在还大，不按都会疼。月经过后，不按就不会疼了。"

她的这种情况与人体气血瘀滞有关。我又让她伸出舌头，果然舌质红，舌边还有瘀斑，舌苔微黄，切脉脉弦细数，这些都是气血瘀滞的症状。

经过我的判断，这位女士的乳房虽然有肿块，并且疼痛也比较严重，但还没有严重到不可医治的地步，她的乳腺疼痛主要也是因长期压力和精神负担导致的肝失疏泄、气血不畅，从而引起的胀痛。于是，我就对她说："我给你开个既不用吃药也不用开刀，甚至连针灸都不用的方子吧。"

"啊？能有这么好的办法？那您快告诉我吧！"

我给她的方子就是按摩肩井穴。而且按摩这个穴位最好用揉的方法，也就是用手指按住穴位做回旋转动，在"原地"转圈，手指一定要有向下压的力量，这样力度才能渗透进去，达到止痛化瘀的效果。

天宗穴位于肩胛部，当冈下窝中央凹陷处，与第4胸椎相平。取穴时，身体保持直立，然后将左手搭在右肩上，左手掌贴在右肩膀1/2处，将手指自然垂直，这时中指指尖所触碰的地方就是天宗穴所在地。

接着，你就用手指在天宗周围按压，多摸索一会儿，寻找一压就痛的点。不少患有乳腺疾病的女性朋友反映，她们在按压天宗附近时，多数人都能找到一个明显的压痛点，这个点就是治疗急慢性乳腺炎、乳腺增生的"特效药"。按摩时，可采用点按或叩击的方式，每次15～20分钟，每日1～2次。此外，对这个压痛点拔罐也有止痛消肿的效果，每次进行10～15分钟即可。

膻中穴不用说了，前节刚说过，位于两乳头连线的中点上，是解决乳腺问题的要穴。急性乳腺炎引起的疼痛不适等，用膻中治疗并止痛。采用针刺放血加拔罐的方法，先用三棱针或采血针在膻中上针刺，再用小火罐拔出15毫升左右的血；也可以用采血针直接采出15毫升左右的血。这个方法对急性乳腺炎初期的肿痛有较好的消肿作用。

阳陵泉属于足少阳胆经，是胆经的合穴，位于小腿外侧，腓骨小头前下方凹陷处。胆经循行于胸部，"经络所过，主治所及"，所以阳陵泉也能治疗乳腺问题，具有疏肝解郁、行气止痛的作用，按摩它对乳腺增生、急性乳腺炎等都有治疗止痛的效果。每次按摩3～5分钟，每日1～2次。

除按摩、拔罐外，穴位贴敷的方法也能治疗一些乳房疾病引起的疼痛。

我给大家一个药方，取野菊花、蒲公英各7克，生石膏15克，把它们混合在一起捣烂，用蜂蜜调成药膏，然后贴敷在乳房疼痛的部位，再用纱布包好。每天换药1次，对急性乳腺炎早期效果尤其好。

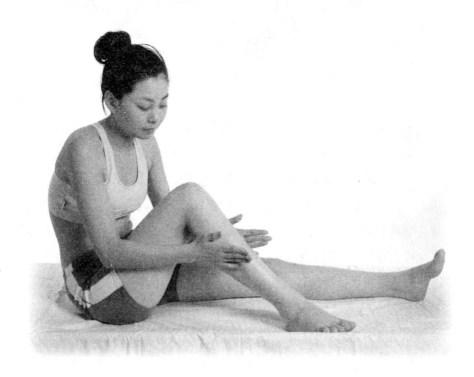

防止胃痛，一定要打好"保胃战"

我接诊过一个20多岁的男孩，他几年前上大学时，由于暴饮暴食得了胃病，经常胃痛，而且大便硬结。以前在学校时，他也不当回事儿，就以为是肠胃着凉了，自己到药店买点止痛药吃就好了。

可几年过去了，他也没怎么注意保护脾胃，胃痛的毛病还是会时常找上他，而且吃药的效果也不是太好。去年秋天时，他来到我的门诊，问我他这胃到底是咋回事儿，是不是什么大毛病？我给他做了个详细的检查，并让他做了透视，最后断定他这是胃扭转导致的胃脘痛。

胃扭转大家可能都怎么没听说过，这其实就是胃部的一种器质性病变。人的胃是吊在腹内的，由食管下端、幽门部和几条韧带固定着。正常情况下，胃的位置是不会改变的。但如果受到一些不良刺激，韧带发生松弛等改变，令胃固定状态不良，就会发生胃扭转。不知大家见没见过悬索桥，美国著名的金门大桥就是悬索桥，整个大桥由很多钢索固定着，稳稳当当地吊在海面上。如果钢索断裂或松弛，桥身固定状态不良，大桥就会发生倾斜。我们说的这个胃扭转，就跟这差不多。

我给他治疗时，选择了内关、中脘、足三里、公孙等几个穴位，连续进行了一个多月的针灸治疗，

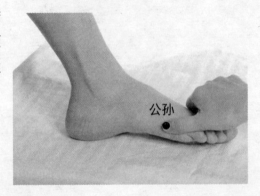

公孙

他的胃痛症状就消失了。后来，我让他再做一下透视，发现胃的位置已经恢复正常了。

胃痛也叫胃脘痛，是一种常见的胃病。中医认为，胃脘痛是由胃气失和、胃络不通、胃失濡养引起的，饮食不节、劳累、受风寒、情志不畅等因素都可能诱发和加重病情。

一般来说，非急性胃病我们是不提倡吃药的，因为长期服用胃药有副作用，而胃病是一种慢性病，治病止痛的良方就是靠"养"。只要你能积极提升自我的保健意识，再采取按摩、艾灸、贴敷等方法，打好"保胃战"，大多数的胃痛都是能够治愈的。

我经常告诉一些胃病胃痛的患者，平时要保护好胃，除了别过度劳累，注意胃部保暖，注意饮食外，还可以利用我们自己身上的几个穴位做做日常保健。比如，经常按揉三脘、足三里、内关、公孙等穴位。

三脘代表的是我们腹部的3个穴位，它们分别位于肚脐上方的5寸、4寸、2寸的地方，称上脘、中脘和下脘。这3个穴位是一块儿的，号称"健胃三剑客"，就好像"桃园三结义"的三兄弟一样。最重要的是，这个"脘"字指的是胃，古人说，"胃为太仓，三皇五帝之厨府也"。太仓是什么？古代的一个官名，古时候有太仓令丞，就是替皇帝管粮食的官儿。

中医根据脾胃的作用，也将其名为仓廪之官，也就是人体的后厨房。上脘、中脘、下脘，表示这几个穴位分别处于胃的上、中、下部。

上脘对应食管，是食物进入胃部的通道。它对于人们因吃得太饱、吃得太快等原因引起的胃痛、胃胀、呕吐、打嗝等，都有很好的疗效。

中脘是胃的募穴，能调动胃经

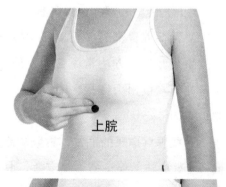

上脘

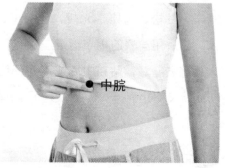

中脘

的元气，也被称为是"灵魂腧穴"。六腑的健康问题都可以选它们对应的募穴治疗。胃为六腑之一，所以养胃不能不选胃的募穴中脘。中脘对于治疗胃炎、胃溃疡、胃及十二指肠溃疡、胃下垂等胃部疾患，都有很好的效果，尤其适合经常胃痛和消化不良的朋友使用。

下脘在胃的底下，是胃与小肠连接拐弯的地方，也是食物从胃进入小肠的关口。所以，对于食物在胃中下不去而导致的腹胀、胃痛、呕吐等，有很好的疗效。

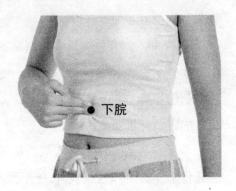

下脘

"肚腹三里留"，足三里是调养脾胃的大穴，所以也有"每天按摩足三里，顶吃半只老母鸡"的说法。它是人体的重要强壮穴，凡是肚腹部位的问题，都可以用足三里来解决。

内关也是人体上的一个重要穴位，位于前臂正中，腕横纹上2寸处。公孙位于足内侧缘，第1跖骨基底的前下方。这两个穴位都是八脉交会穴，而且相互配对，是专治心、胸、胃病的一对。

日常保养胃部时，可以经常按揉这几个穴位，也可以用艾条（隔姜灸的效果更好）的方法常灸它们。如果出现胃痛严重的情况，就用拇指分别对这几个穴位用力按揉，同时缓慢地进行腹式呼吸，连续按揉3～5分钟就能止痛。

有些脾胃虚寒的朋友，胃肠功能经常不好，动不动就犯病了。我告诉你们一个好办法，保证省事又有效。取艾叶30克，干姜、荜拨各15克，山柰、细辛、甘松、肉桂、元胡、吴茱萸、白芷各10克，大茴香6克，一起研成粉末，然后用柔软的棉布做成一块直径约15厘米的兜肚，把以上中药打成的粉末放进去缝好，贴在中脘或疼痛部位固定，日夜佩戴，两天换一次药，既能防病，又能止痛。

疯狂的胆绞痛，巧按穴位来止痛

在医院常常会碰到这样的急诊患者：患者睡觉时并没有感觉到有什么不舒服，那知道睡到半夜，突然一阵腹痛将自己从睡眠中痛醒。患者认为这是"胃痛"的老毛病复发了，吃两片胃药就会好的。可很快，剧烈的疼痛会再次袭来，甚至会让你痛得满床打滚。

其实，我想告诉大家的是，这种情况下的疼痛可能并不是什么胃痛、肚子痛，而是胆绞痛。

胆绞痛是一种通常发生在夜间的疼痛，患者会感到右上腹部突然发生剧烈的绞痛，且疼痛难忍，坐卧不安，而且疼痛还会一阵阵加重，并向右肩背部放射。

有人可能要问了，这胆绞痛为什么非要发生在夜间睡觉的时候呢？怎么它白天不痛呢？这是因为，我们的胆囊就像一只梨子，肚子大，颈部细。当人站着或坐着时，胆囊总是吊着的，所以如果胆囊里有结石，也会沉在胆囊底部或漂浮在胆液中。而当我们平卧或向左侧睡时，胆囊就变成了一个横放或倒放着的"梨子"，这时胆囊里的结石肯定不会老老实实地在胆囊底部呆着，而是随着胆囊位置的改变而滚动。当结石滑进胆囊颈部或胆囊颈管的出口处，嵌在这些狭窄的部位时，就容易导致胆囊管扩张，这时，胆囊管还会加强收缩，企图将这些"坏家伙"排出去。如果是嵌在了胆囊的颈后部位，胆囊里的胆汁流不出来，导致胆内压力不断升高，胆囊就会连续产生收缩。于是，疼痛难忍的胆绞痛也就出现了。

这个时候，如果患者坐起来，胆结石就可能松动，重新滑落回胆囊中，梗阻解除，疼痛也会逐渐减轻或消失。但如果这个结石是个顽固的家伙，一直嵌顿在胆囊颈部或胆囊管内，就是不松动，令胆汁瘀积，加上结石损伤了黏膜，就容易引发细菌感染，最后发生急性胆囊炎。

所以说呢，这发生在夜间的胆绞痛，归根到底还是胆囊结石捣的鬼。

一旦夜里发生了胆绞痛，患者首先应坐起来，看是否能让疼痛缓解或消失。如果不行，可采取按压右肩背部反射压痛点的方法来暂时止痛。

胆绞痛的反射痛点位于右肩胛骨脊柱缘与上位胸椎棘突连线的中点。这一区域内往往表现为肌肉强直，并且能触到一处最剧烈的压痛点。如果要按压这一痛点，患者自己可能不太容易做到，可请家人帮忙。患者俯卧在床上，右侧卧或坐位也行，家人帮其找到最剧压痛点后，以右后拇指腹部用力下压，此时患者往往感觉疼痛消失。这个时候，患者进行深呼吸，等呼吸时感到右上腹部疼痛消失后，再让家人松开下压的手指。一般按压2～3分钟就行了。

需要注意的是，家人在松开下压的手指时，动作一定要缓慢，一点儿一点地减少力度，切不可突然松开，否则可能会引起患者难以忍受的胆囊区突发性"反跳痛"。

另外，也可以让患者俯卧，家人用大拇指或手掌掌根使劲按压患者的肝俞、胆俞、脾俞这3个穴位。肝俞位于背部第9胸椎棘突下，旁开1.5寸。胆俞位于第10胸椎棘突下，旁开1.5寸。脾俞位于第11胸椎棘突下，旁开1.5寸。

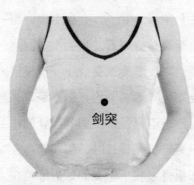

剑突

这3个穴位是肝胆的背部反射区，具有护肝利胆、祛热止痛的效果。按压后，如果患者仍感到绞痛不止，可加用蒸或煮热的毛巾对其右乳房下方的期门穴和剑突（心口）下胃脘部进行热敷，疼痛往往即可止住。

按压后，若患者感到疼痛消失，也不要以为就万事大吉了，第二天天亮后最好到医院做个详细的身体检查，把胆囊中的结石处理掉。治标不忘要治本嘛，胆囊结石没了，胆绞痛的问题也就彻底解决了。

　　说到了胆绞痛，我们也顺便来说说胆囊炎。中医将胆称为"清净之腑"，字面意思就是"喜欢清净的脏腑"。它特别不喜欢被打扰，一旦受到"痰"、"郁"等侵扰，人就会胆怯易惊、失眠多梦、胸肋闷胀，容易变得惊恐，常常叹息，睡眠不踏实。中国的老百姓都深受中医文化的熏陶，就连生活中也少不了中医的影子。比如，我们在生活中说某人办事瞻前顾后、缩手缩脚的，就常用"胆小"来形容。你看，这个形容多贴切！

　　中医认为，自然环境、生活因素、饮食不洁、寒湿不当等，均可导致肝气郁结、脾失健运、湿热壅阻，影响胆的疏泄，从而产生胆囊炎的各种症状。胆囊炎也分急性和慢性，胆绞痛就属于急性胆囊炎的症状之一。一旦急性胆囊炎发作，患者就会感到疼痛难忍，此时应尽快前往医院治疗，以防止胆囊穿孔、腹膜炎等并发症发生。

　　慢性胆囊炎多由肝胆郁热、疏泄失常所致，往往也有一些全身症状，如食欲、睡眠、女性月经及精神体力方面的失调等，有时还会表现出持续性右上腹钝痛或不适感，以及右下肩胛区疼痛。胆囊区可有轻度压痛和叩击痛等，但无反跳痛。

　　对于慢性胆囊炎，我们平时可通过穴位按摩的方式来防治止痛。按摩哪几个穴位呢？就是阳陵泉、侠溪、太冲、内关、日月等穴位。

　　阳陵泉是胆的下合穴。下合穴是六腑之气在人的下肢的3条阳经上汇聚起来的穴位，而且只在下肢上的3条阳经上汇聚。这一特点，也决定了下合穴的主要功能是治疗六腑病变。而阳陵泉作为胆的下合穴，养肝护胆的作用自然是不在话下了。

　　侠溪是胆经上的重要穴位，与阳陵泉搭配利用，可清泻肝胆之热，也有缓解疼痛的作用。

　　太冲是足厥阴肝经的原穴。肝和胆就像一对夫妻一样，一个主外，一个主内，互为表里，用太冲调节好肝的功能，可同时清除胆的湿热。

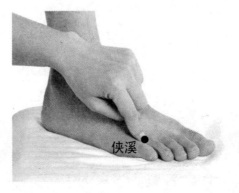

侠溪

内关是手厥阴心包经上的重要穴位，能宽胸理气，养心安神。养胆要先调节肝和心，意在疏肝清热，除烦安神。

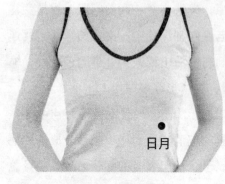

日月

日月穴是足少阳胆经上的一个重要穴位，是胆经的募穴。它位于胆囊的上边，就好像是悬挂在胆上的明镜一样，故而称为日月。它的一个最大作用就是防治胆囊炎。

为了维护胆囊的健康，大家平时不妨多按摩按摩以上几个穴位，每天在这几个穴位上按摩几分钟就行，也无需拘泥于时间和次数。只要经常刺激，就一定能起到清胆除湿、利胆止痛的作用。

腹部疼痛不用愁，几个穴位来解忧

腹部疼痛应该是我们大家都不陌生的一种疼痛，引起腹痛的原因也很多。除了一些外科疾病可能会引发腹痛外，平时不良的生活习惯也容易引发腹痛。比如，晚上睡觉没盖好被子，让腹部着凉了；或吃了寒凉的食物，尤其在夏天天气热时，不少人喜欢喝冷饮、吃雪糕，或大口大口喝冰镇啤酒等，过于贪凉，结果导致胃肠痉挛，出现腹痛，甚至还会引发腹泻。

还有一个导致腹痛的原因，就是饮食无节制，碰到好吃的了，一下子收不住了，结果暴饮暴食，吃得太多。有些喜欢吃自助餐的人，本着"扶着墙进（饿的），扶着墙出（撑得）"的"原则"，为了把"本"吃回来，一进去便大享口福之乐，结果吃完后，腹胀、腹痛等不适也随之而来了。

在我们的胃肠壁中，存在着完好的神经体系网络，当胃肠遭到食物影响时，感受神经元就会释放出神经递质，"告诉"担负运动的神经元对胃肠道的运动进行调控，以确保人体每天有规则地呈现出食欲和排便。但你如果暴饮暴食，塞到胃肠中的食物太多了，神经元都忙得晕头转向，调控不过来，这时肯定就会"忙中出错"，致使胃肠道的动力——感受体系失调，结果也就出现了腹胀、腹痛、便秘、拉肚子等症状。如果这种情况经常发作，自己不注意，疼痛时也不认真治疗，要不就吃点止痛药，要不干脆就忍着，忍到不痛为止，久而久之，就会形成大肠虚寒证，表现为大便异常，包括腹泻或便秘等。这时再治疗，就不如刚开始出现腹痛时及时治疗容易了。

出现腹痛时，我们也可以在家处理，比如运用按摩、艾灸、贴敷等方法，都行。但有个重要的前提，就是必须先排除外科病症，不能出现腹痛就自己动手鼓捣——按按这、揉揉那的，也要辩证后，根据具体情况，再自己在家处理。因为腹痛原因较复杂，五脏六腑的病变和外伤都可引起腹痛，像我们比较熟悉的急性阑尾炎、急性胃肠炎、急性胰腺炎、肠穿孔、胆石症等，都能引发腹痛。这些病引发的腹痛不能自己在家盲目按摩、艾灸等，而要尽快到医院找医生帮忙，以免延误病情。

有人要问了："那我怎么知道哪些是外科病症引发的腹痛，哪些不是呢？"

我教给大家一个最简单的分辨方法，就是摸肚子。一般急性外科病症引发的腹痛，往往腹壁会很紧张，即肚子摸起来比较硬，就像一块强直的木板一样，我们医生管这叫板状腹，这种现象，通常提示为急症。或按下去再突然松开后，患者感觉更加疼痛难忍，这叫反跳痛，也是急症的一种表现。

如果没有上面这些症状，你在按肚子时，肚子是软软的，而且按下去后也没有反跳痛，一般可以排除急症的可能。这时你在家按摩或者艾灸都行。

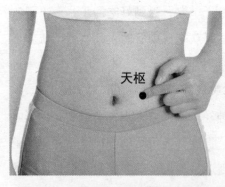

天枢

自己在家缓解腹痛，我给大家推荐几个穴位。即可以用于大家平时保健，也可在偶尔感到腹痛，利用这几个穴位祛除病痛。这几个穴位就是足三里、关元、中脘和天枢。

前面也提过，足三里是治疗腹部问题的特效穴，肚腹问题首选足三里，"肚腹三里留"那句歌谣说的就是用足三里这个穴位治疗腹部疾病，缓解腹痛。前文我让大家记住一些穴位使用的歌谣，你看还是挺有用的吧？

中脘位于脐上4寸，前面我们也说过了，它对于治疗胃病、缓解胃痛有很好的效果，对治疗腹痛一样也"不可小觑"。关元在脐下3寸处，是小肠的募穴，刺激它能快速调动小肠经的元气。天枢在脐旁2寸处，是大肠的募穴，能调动大场经元气。我们感觉腹痛时，通常都是由胃、肠问题引起的，利用好上面3个穴位，可以同时调整胃、大肠、小肠的功能，所以，不论哪种原因引起的腹痛，都可用这3个穴位来解决。穴位所在，主治所在。这3个穴位都在肚脐周围，所以用它们治病止痛，这种方式也属于近部选穴。

上面我给大家说的这4个穴位，大家在感到腹痛时，就用大拇指依次强压，力度稍大一些，每个穴位按压3～5分钟，然后再分别按揉它们。如果肚子是因为受寒疼痛，就先将手搓热，再用掌根按揉穴位。根据我的临床经验，一般压按1～2次就能止住痛。

除按揉之外，药熨的方法也不错。这个方法我们之前没介绍过，也很简单，跟贴敷比较相似。我们都知道，衣服出现褶子后，可以拿烧热的熨斗来熨烫。药熨的原理跟这差不多，就是把中药药材加热，然后热敷身上的穴位或身体的相应部位上，通过药物的作用达到止痛祛病的效果。

大家如果想自己在家试试药熨止痛的方法，这里我告诉大家一个药方，取麦麸50克、食盐15克、白酒30毫升、食醋15毫升，切碎的葱白、生姜各30克，将它们混合后倒入铁锅内炒热，然后用布包好，趁热放在肚脐周围或疼痛部位，药凉了就再炒再熨。这个方法对各种虚寒导致的腹痛有很好的效果。

另外，艾灸的方法也不错。在一些偏远的山村，当有人出现肚子痛或拉肚子时，家人就常用生青盐（食盐）铺在人的肚脐上，再铺上艾柱或艾绒点火燃烧，两三次后就能祛痛止泻。胃脘冷痛、胆囊炎、胆石症等病症出现疼痛时，也能用这种方法，不但方法简单，而且止痛还迅速。

还有种炼脐灸法，也叫重灸法、蒸脐灸，是在隔盐灸法中加上五灵脂、木通、乳香、没药、干葱头、麝香等药，灸1次换1次药，每个月灸1次，灸之可强健脾胃功能，对脾胃功能的正常运化很有好处。

我们上面说的都是大人腹痛时的处理方法，有些患者在来我们这里就诊时，有时会顺口问上一句："家里孩子看时出现个腹痛腹泻什么的，有没有好点的办法处理一下呢？"

我要告诉大家的是，小儿腹痛的原因也很多，但我们能自己在家处理的，一般也就是消化不良或寒邪侵袭、腹部受凉诱发的腹痛。如果是消化不良引起的腹胀、腹痛，你就用摩腹的方法，也就是给孩子揉肚子，一般来个百八十下，就能推去腹部瘀阻，对食积、便秘、腹胀引起的腹痛有很好的效果。

如果是因为感受风寒侵袭，或吃了寒凉的东西，致使肠胃气机阻滞、经络不畅，引发腹痛，就采用按揉外劳宫、推三关这两个手法，可温中散寒，行气止痛。外劳宫穴位于掌背，正对内劳宫，按揉200下左右，对祛除孩子体内的寒湿是很有效的。

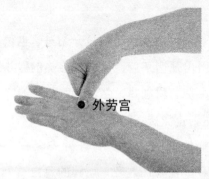

外劳宫

三关是儿童专用的线状穴名，在手前臂桡侧的阳池穴至曲池穴呈一直线。用大拇指或食指和中指从腕推到肘，这个手法就称推三关，能治疗一切虚寒病症，对孩子的气血虚弱、阳虚肢冷、腹痛腹泻、感冒风寒等，都有不错的效果。推三关也可以来个一二百下，不必拘泥于次数和时间，以孩子的皮肤微红为宜。

但如果孩子腹痛的时间持续较长，用手按揉时疼痛加剧，或惧怕触摸时，就应考虑是否患有胃肠炎、肠套叠、蛔虫症等其他疾病了。此时一定要及时去医院进行检查治疗，以免延误治疗而发生意外。

痛经用按摩，止痛更治痛

月经是每个女性的"好朋友"，每个月都要"光临"一次，但这个"好朋友"的到来同时也给很多女性带来了痛苦和烦恼，那就是难言之隐的痛经。

上个月，我们门诊就来了一位年轻的女性患者，是一位大学生，由妈妈陪着来的。这个孩子每次来月经都很痛苦，不但肚子疼，还觉得肚子里有一股股凉气直往上蹿。月经来的前两天基本都痛得起不来床，吃不下东西，整个人都蔫巴的。从14岁开始来月经，到现在已有六七年了，期间也吃过不少药调理，可惜见效甚微，基本可以说没起到啥效果，每次来月经还是痛苦不堪。

我给这女孩诊脉，又给她进行详细的检查，发现她主要是由于气虚导致的寒凝血瘀气滞，引发气血运行不畅才导致的痛经。

有人可能会问了："人体内的血不都是流通着的吗？怎么会瘀呢？"

中医认为，人体健康水平最重要的4个方面分别为阴、阳、气、血。其中的气，并不是我们呼吸的空气，而是指能让人体器官发挥机能的能量和动力。比如说，血液在身体内流淌，中医认为这就是体内的气推动的结果。所谓"血为气母，气为血帅"，一旦气的推动力不足，就是气虚了，血就会运行不畅，出现血瘀。这也是女性痛经最常见的原因之一。此时，如果再有寒邪入侵，就会加重血液瘀阻，加剧痛感。

所以，要解决这位女孩的痛经问题，首先就要益气养血，让身体的气血

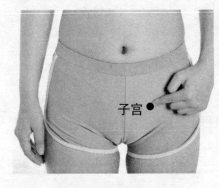

子宫

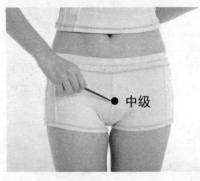

中级

供应充足，另一方面则要温经散寒，化瘀止痛，让气血运行通畅。

我选了关元、气海、合谷、三阴交、子宫、足三里等几个穴位给她施针，大约15分钟后，她觉得疼痛缓解了不少。然后我又在气海和关元上为她进行艾灸，直到她觉得疼痛完全消失为止。

治疗完毕后，我告诉她，回家后自己再对上面几个穴位艾灸几次，最好能进行隔盐灸或隔姜灸，以灸至局部皮肤潮红不起疱为度。同时，我又给她开了一副祛湿散寒的贴敷药方，让她自己买药回去做成药膏，贴敷在中极穴上。中极穴位于体前正中线，脐下4寸处，是足三阴、任脉之会，膀胱的募穴，主治各种生殖器疾病、泌尿疾病、冷感症等。在这里贴敷，能起到很好的散寒止痛作用。

相信很多女性都有过这位小患者相似的经历，在月经来潮前后，腹痛难忍，可能每次不是吃止痛药，就是硬挺过去，非常痛苦。中医认为，痛经与冲、任二脉和肝、肾功能有关。如果冲任不调，脉络受阻，就会导致胞宫的气血运行不畅。我们说"不通则痛"，气血运行不通畅，自然就会出现疼痛。另外，肝肾不足也会导致气血运行受阻，这就是"不荣则痛"，因胞宫失养而引起痛经。

所以，治疗和缓解痛经的关键，就像我前面所说的那样，调养气血，通络祛瘀，这样才能达到通经止痛的效果。

不少女性朋友在痛经时，会选择吃止痛药，我建议大家以后尽量改一改这个习惯，通过按摩、艾灸穴位的方法，来缓解痛经问题，摆脱对药物的依赖。

要按摩和艾灸的穴位，我在前面也说了几个，就是关元、三阴交、气海、合谷、足三里，另外水泉、地机等穴位也可选为配穴。

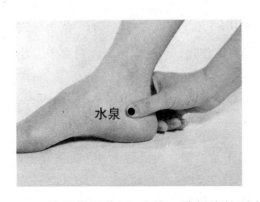
水泉

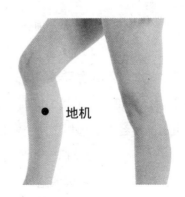
● 地机

关元位于脐下3寸处，是任脉的要穴，为誉为"第一性保健大穴"。在中医看来，冲任失调是月经不调的病机。什么是冲任失调呢？我给大家简单解释一下。我们的身体有12条正经，还有奇经八脉。"冲"，就是冲脉；"任"，则为任脉。这两条脉都属于奇经八脉。大家可以看一下175和176页的人体经络穴位图，上面任脉循行于腹部的正中线。腹为阴，所以任脉对全身阴经脉气具有总揽的作用，故有"总任诸阴"、"阴脉之海"的叫法。

同时我们从图上还能看出，任脉与十二正经中的足三阴经、阴维脉、手太阴经多次交会，所以也能总揽人体阴脉之间的联系，调节人体的阴经气血。任脉的"任"，就有担任、妊养的意思，它起于胞中，与女性的月经、妊养、生殖功能密切相关。而冲脉的"冲"，有要道、要冲的意思，它前布于胸腹，后行于背，贯穿全身，这也决定了它与十二正经相通，可通调十二经的气血。由于十二正经通于五脏六腑，所以冲脉又能调节五脏六腑的气血，故有"十二经气血之海"、"五脏六腑气血之海"的称号。

女性以血为本，月经、妊娠、孕育都以气血为基础。当任脉、冲脉气血旺盛时，气血才能下注于胞中，或下泻为月经，或妊养胚胎。一旦任脉失调，气血不足或运行不利，女性就会出现月经失调、痛经，甚至不孕等问题。

所以，要解决痛经问题，就得调理好任、冲二脉。把它们俩伺候好了，问题自然也就解决了。关元是调理任、冲二脉的重要穴位，必然要选之。三阴交是肝、脾、肾3条阴经的交会穴，且这3条阴经又在关元处于任脉相关，所以它也是治疗男女生殖问题的重要穴位，尤其善治与精血有关的生殖方面的病痛。

气海位于下腹部，前正中线上，脐中下1.5寸处。古人对其有"气海一穴暖全身"的赞誉，是说气海具有强壮全身的作用，可生发阳气，对女子月经不调、痛经等具有很好的保健止痛作用。

合谷和足三里我们前面说得比较多了，是全身的止痛穴，通常各种原因引起的痛经都能选用这两个穴位。

水泉也是治疗痛经的特效穴位，位于足内侧，内踝后下方，太溪直下1寸，跟骨结节内侧的凹陷处。

地机是足太阴脾经上一个非常重要穴位，位于小腿内侧，内踝尖与阳陵泉的连接线上，阴陵泉下3寸。取穴时，正坐，从阴陵泉向直下取4横指便是。脾本属土，"地机"便暗含有"大地机关"之意，所以地机穴气血通畅，脾胃的功能自然就会变得强大起来。

说到这，可能有人不解了：这地机穴不是治疗脾胃病的吗？跟痛经有什么关系？

当然有关系。地机属于脾经上的郄穴，具有和脾理血、调理胞宫的作用。郄穴是什么？就是经脉之气的深聚之处。打个比方吧，它就像是埋在地底下的地热资源，埋得深，资源丰富。它很善于治疗一些急性病痛，像急性胃痛等，痛经也属于它负责治疗的一种疼痛。因此，取地机治疗痛经是行之有效的。可以说，地机穴是临床治疗痛经的经验穴。

平时要缓解痛经症状，或预防痛经，就可以充分利用上面我给大家推荐的这几个穴位，空闲时多按揉它们，可以不限时间次数，一般每次每个穴位按揉3～5分钟就行。如果要预防痛经，就在经前1周开始，每天按摩4次左右，相信坚持下来，以往的难言之痛都能一按了之。

也可以对这几个穴位进行艾灸，每个穴位温和灸15～20分钟，每日1次，在痛经期间进行具有较好的镇痛作用。

Chapter seven 第七章

祛除四肢疼痛，做自己健康的守护神

很多人对四肢疼痛不当回事，认为反正不是大问题，能拖就拖了，能忽略就忽略了，这章告诉你，哪些四肢疼痛是不能掉以轻心的，真难受了，哪些方法和穴位是可以让你少遭罪的。

缓解肩周炎疼痛，按摩、艾灸效果佳

我们小区有一位50多岁的唐大姐，真的应了民间所谓"五十肩"的说法，患上了肩周炎。只要一变天或者稍微劳累些，两个肩膀就疼得厉害，夜里翻来翻去睡不着觉。有时严重时，手臂都抬不起来，连洗脸、端饭这些日常生活都无法自理。为此，唐大姐也没少去医院开药，但效果也不太明显。

有一天早晨，我出去上班时，在小区遇到了唐大姐。唐大姐一见我，立刻就诉起了苦，说这肩周炎可给她折磨得够呛，药没少吃，钱没少花，罪还是一点都没少受，然后问我有没有什么好办法能帮她止止痛。我说您晚上等我下班回来后到我家吧，我给您扎几针。

晚上下班后，唐大姐来到我家，我查看了她的病情，然后选肩髎、肩前、肩贞、阳陵泉、外关、条口、肩痛等穴位，然后教她自己回去后在家里

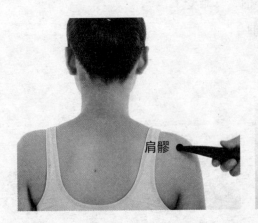

肩髎

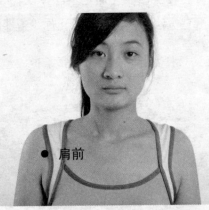

肩前

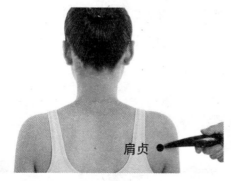

肩贞

艾灸。这样治了一周左右，唐大姐就觉得肩部的疼痛消失了，手臂也能活动自如了。

肩部最常见的问题就是肩周炎，俗称"五十肩"。也就是说，肩周炎容易在50岁左右的人群身上出现，而且女性的发病率要高于男性。

但这都是过去的事了，现在发病人群可并不局限于50多岁的中老年朋友。在临床中，经常有些三四十岁的人来看肩周炎。

说到这，有人就要问了，为什么现在这么年轻的人就得肩周炎呢？这就要看看我们的生活习惯了。有多少人每天在电脑前一动不动地十多个小时用电脑？有多少人伏案学习、看书？有多少人每天都是开车上下班？……这些行为，是不是需要长期保持同一种姿势？

除此之外，我们的家里和办公室是不是都用空调？很多人都有这种感觉，晚上睡觉时吹着空调，第二天早晨起床后，胳膊就抬不起来了，酸疼酸疼的，这就是因为空调的寒凉刺激引起的，所以肩周炎也被称为凝肩。凝，是凝结、凝滞的意思。冷了，水结冰了，就是凝滞了。所以"凝肩"这个叫法也就很好理解了，一是指肩部不灵活，二是说这个问题与我们的身体受寒、受凉有关。

对于肩周炎，关键是要注意日常预防，平时可多按摩肩髎、肩前、肩贞、阳陵泉、条口、肩痛这几个穴位，能有效地防止肩周炎的发生。如果不小心得了肩周炎，肩部疼痛难忍，也可以利用这几个穴位来治病止痛。

我们针灸大夫常常把肩髎、肩前和肩贞这3个穴位称为"肩三针"，因为这3个穴位是治疗肩周炎的必用穴位。对这3个穴位进行按摩或针灸，可以祛风散寒，温经通络，消炎止痛。

肩髎位于肩部，当你的肩关节外展时，肩峰后下方会有个凹陷，肩髎穴就在这个凹陷位置上。肩前在肩关节的前部，取穴时，让手臂自然下垂，腋前皱襞头上1.5寸的地方就是。肩贞位于肩关节后下方，取穴时，保持正坐的姿势，双肩自然下垂，当上臂内收时，腋后纹头直上1寸的地方就是。

阳陵泉的位置前面我们已经说过了，这里不再赘述。

肩痛穴位于小腿上，腓骨小头与外踝尖连线的上1/3处，属于经外奇穴，是近年来发现的治疗肩周炎的经验之穴。

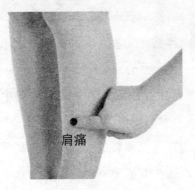
肩痛

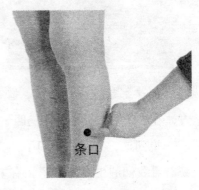
条口

条口属于足阳明胃经，在小腿的前外侧，犊鼻下8寸处，距胫骨前缘1横指。这个穴位可以治疗膝部疼痛、双脚无力、脚气、转筋、肩凝等症，我们针灸大夫通常会利用它来治疗肩周炎，缓解肩周炎疼痛等。

上面我给大家提供的这几个穴位，远近搭配，可以令筋脉疏通、气血调和，平时大家可以自己在家每次分别按摩它们10～15分钟，或分别艾灸5～10分钟，有病止痛，没病保健，一举两得，效果又好。

这里还要提醒大家一句，在按摩以上几个穴位时，还要有意识地转动肩部，而且转动的动作一定要缓慢，为什么要这样呢？因为肩周炎是由于受寒或其他因素导致的肌肉之间的粘连。当然，这个粘连不是说肌肉真的粘在一起了，而是由于一些分子长期的渗透，比如，白细胞延伸到肌肉里面了，在这里吞噬，就形成了一些分泌物，令肌束之间粘连了，导致局部僵硬，动作不灵活。所以，这时如果我们强行拉扯胳膊，或让别人帮忙硬性地拉开、展开胳膊，对肩部都是一种伤害，而还会加重疼痛感。

除了以上比较常用的按摩、艾灸方法治疗肩周炎外，我再告诉大家一个缓解肩周炎疼痛的"小秘诀"，就是用拔罐器来吸拔阿是穴。这个问题我在前面也提到过，尤其对一些风寒湿邪很重的患者，他们的病邪并非一天两天形成的，而且因为肩关节周围的特殊性，这些累积的病邪往往会藏得很深。这时用按摩的方法就不是很有效，但如果你使用拔罐器，那效果就大不一样了。

　　我曾给一位50来岁的男性患者治疗时，用的就是拔罐器。他是位环卫工人，平时早起晚归的，遭受寒湿侵袭较重，患上了肩周炎，很痛苦。他来我这里后，我就在他的患处用拇指先寻找阿是穴，然后找到那个最痛的部位进行拔罐。罐子拔上后没几分钟，他被拔部位的皮肤就变紫了。大约15分钟后，我取下拔罐器，他觉得肩部非常舒适，与刚来时的感觉完全不同。

　　总之吧，大家可以根据自己的实际情况，选择最方便、最适合自己的治疗方式。只要效果好，能止住疼痛，选择哪种方式都不是特定的。

远离肘部疼痛，让胳膊肘挥洒自如

有一天，我们门诊来了一位50多岁的女士，是由儿子陪着来的。儿子说，妈妈是个很能干的人，退休后在家也闲不住，每天都要帮他们做饭洗衣服。他也常劝妈妈好好休息休息，可妈妈说自己闲着也是闲着，看他们每天上班都挺累的，就帮他们做点家务，也没啥重活。可没想到的是，最近妈妈总摔坏东西，今天一个碗，明天一个盘子的，原来是她的胳膊不听使唤。在他的追问下，妈妈才告诉他，其实以前她就觉得自己的上臂不对劲儿，总感觉酸软无力，抬不起来，但她一直也没当回事。这次他发现后，好说歹说才把妈妈带到医院来检查。

我给这位女士仔细检查后，告诉她："您这是得了网球肘。"

"网球肘？"母子二人对我这个诊断结果都感到十分惊讶。

"大夫，我妈妈也没打过网球呀，怎么会是网球肘呢？您会不会诊断错了？"

我告诉他们说，这个诊断是不会错的，并耐心地给他们解释说，其实网球肘并不只是发生在经常打网球的人身上，网球肘只是一个比喻，它其实是一种慢性劳损性疾病，多发生于经常从事洗衣、刺绣、打字员等手工操作者身上，主要表现为双侧手指和前臂疼痛，并有麻木和僵硬感，通常在后半夜症状就会加剧。

从中医上来讲，网球肘是属"伤筋、痹症"等范畴，是由肘部劳伤或外感风寒湿邪致使局部气血凝滞，经络瘀阻而发病。轻度的网球肘并不会给人们的生活带来太大的影响，但一定要通过积极的保健措施来促进其康复。如果不注意，任其发展，就会出现这位患者的情况，最后像这位患者的情况一样，连盘子碗都拿不住，影响日常的生活。

治标就要先治本。平时要想缓解肘部疼痛，保护好肘部，大家可以靠几个穴位来帮忙。是哪几个穴位呢？合谷、曲池、手三里、外关和肩髃穴。

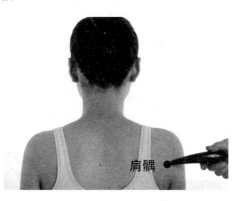

肩髃

合谷、曲池和手三里是手阳明大肠经上的穴位，3个穴位相结合，就像NBA篮球场上的湖人队的三巨头一样，协同作战，可以通经活络、行气活血，所向无敌。而且，曲池穴又在肘部上，刺激它，既能调节大肠经的经气，又能调节局部的气血，散瘀导滞的效果很好的。

大家可能要问，怎么才能找到这3个神奇的穴位呢？其实这3个穴位很好找。合谷穴前面已提到过，位于手的虎口处，把左手的拇指和食指张开，把右手拇指关节横纹顶在虎口上，右手的拇指指尖按压处就是。曲池位于肘部，把你的胳膊弯成45°时，肘横纹外侧便是。

手三里离曲池很近，曲池下2寸就是手三里，位于前臂的背面桡侧，肘横纹下2寸处。手三里对治疗网球肘的效果也很好，唐朝药王孙思邈曾说过："若要安，三里常不干。"意思就是说，人要想永享安康，就得保持手三里和足三里两穴的润滑，从而提升气血循环和各个脏腑的功能。由此可见，手三里也是人体的保健大穴之一。

外关在哪里呢？也很好找。伸出你的手，手背朝上，在腕横纹上2寸的地方，尺桡骨之间，阳池和肘尖的连线上。这个穴位对上肢关节炎、急性腰扭伤、肘关节疾病等运行系统疾病都有很好的疗效，能通经活络，疏通气血。

肩髃穴在咱们的肩膀部位，把两只手侧平伸，肩膀处会出现一个窝窝，这个窝窝的中心就是肩髃穴。它是人体最容易受风寒的穴位，风寒很喜欢从这里钻进去，久而久之就在体内形成了深深的瘀血，这也是肘部疼痛及不听使唤一个主要原因。因此，对于肩髃穴，如果你仅靠按摩来达到止痛的作用是不够的，最好能配合拔罐治疗，把聚集在里面的风寒拔出来，康复的效果会更好。

以上这几个穴位，大家平时可采用点按的手法进行按摩，每次按摩3～5分钟，每日1次。按摩完后，再在局部做轻松的揉按，效果会更明显。不过，我对此有个治疗的建议，就是大家最好能找针灸大夫做针灸治疗，效果是最好的。

如果找大夫针灸觉得不方便，也可以自己在家按摩配合艾灸，每个穴位温和灸10～20分钟，每日2次，治愈为止。也可以用艾柱隔姜灸，在灸前，先把穴位清净擦干，把生姜切成薄片铺在穴位上，将艾绒用手捏成半个枣核大小的圆锥形艾柱，从顶部点燃，燃至2/3处时若有烧灼感可移除艾柱，换上新的艾柱再继续灸，燃尽一个艾柱为一壮，每个穴位灸3～5壮，每日1次，灸1周就能明显见效。

除了网球肘外，还有一种肘部疼痛，就是高尔夫球肘。这也是一种高发病，经常打高尔夫的人发病率最高，所以也被人们形象地称为高尔夫球肘。

大家可能不太熟悉我们的肘部生理结构，我给大家简单地讲一下吧。肘和肩膀的位置，内侧叫髁骨内上髁，外侧叫髁骨外上髁。经常打高尔夫的朋友，在髁骨内上髁的位置进行按压的话，很容易就能找到疼痛点。若是爱打网球的，表现出来的就是髁骨外上髁疼痛。

说到这，可能有人问了，都是球类运动，为啥疼痛的部位还不一样呢？这是因为，不同的运动，动作也是不一样的，有的是旋前，有的是旋后；有的是外展，有的是内收……动作不同，也就导致经常磨损的关节和肌腱及肌肉的劳损不同。所以，网球肘的疼痛是在桡骨外面，也就是肘部外侧疼痛，高尔夫球肘的疼痛部位则在内侧。

高尔夫球肘的疼痛怎么解决呢？我告诉大家一个最简单的办法，就是把胳膊抬起来，用手指在胳膊上按揉，寻找疼痛点。如果按到一个地方时，你自己忍不住"哎呀，好痛！"时，这就找对了。这时千万别太心疼自己，要想着这是用"小痛"治"大痛"，然后在最疼痛的点上，用大拇指或圆钝的物品来按摩，而且还要使劲。虽然你感到很痛，但这恰恰在活血化瘀，让疼痛点的位置凝滞的气血循环起来。"通则不痛"，气血通了，疼痛自然也就消除了。

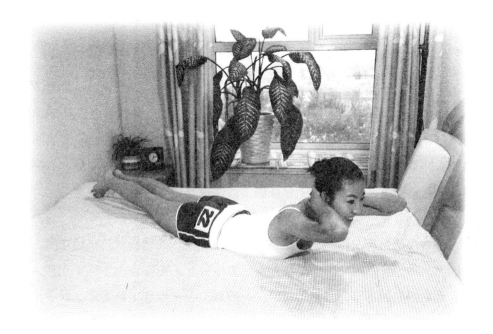

通经活络，远离手腕疼痛

手腕疼痛也是一种十分常见的疼痛。当然，引起手腕疼痛的原因也很多，比如因暴力或不慎跌倒后用手掌猛力撑地等造成的腕扭伤，经常抱孩子的女性或老年朋友出现的腱鞘囊肿，经常打网球、打羽毛球导致的腱鞘炎，还有不少上班族因为经常敲打键盘也会引起手腕疼痛，等等吧。

手腕疼痛自然会给我们的生活带来很多不便。我曾接诊过一位患者，他是因为前一天晚上跟几个朋友在外面喝酒很开心，不知不觉多喝了几杯，喝得有点儿迷糊，结果在回家上楼时，一脚踩空，从楼梯上跌下来，双手俯在地上，就听手腕"嘎巴"一声，起来后，手腕就疼得不敢动了。

第二天，他用一只手抱着另一只手的手腕，呲牙咧嘴地来门诊找我。我给他检查一下，发现的手腕有肿胀，又问了一下情况，最后诊断他这就是手腕扭伤了。我给他取内关、合谷、大陵、阳溪4个穴位进行针灸，连扎3天后，他的手腕疼痛就好多了。

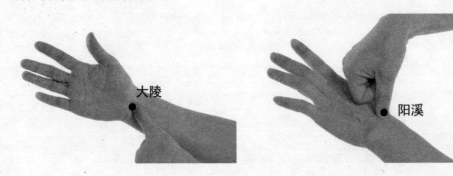

大陵 阳溪

除了针、灸外，我们也可以自己对以上这4个穴位进行刺激，如按摩、艾灸等，对缓解手腕疼痛效果也不错。

内关位于我们前臂的正中线上，腕横纹上2寸，针灸大夫经常会将这个穴位用作针麻、镇痛的常用穴位。现代解剖学发现，内关下深处有正中神经通过，在我们用外力刺激内关时，就能抑制该神经，所以也能有较好的镇痛效果。

合谷为手阳明大肠经，位于手背的第1、第2掌骨桡侧中点处，也是止痛的主要穴位，这个我们前面不止一次地说过。刺激它，对于手腕及臂部疼痛、牙痛等，都有止痛疗效。

大陵、阳溪都在腕部，所以用它们来为手腕止痛也属于近部选穴。直接刺激它们，就能疏通腕部气血，止痛效果自然也很明显。其中，大陵位于我们的腕掌横纹中点处，阳溪在腕背横纹桡侧。在取穴时，我们把大拇指向上翘起，拇短伸肌腱与拇长伸肌腱之间会有一个明显的凹陷，阳溪穴就在这个凹陷处。

如果腕部是由于扭伤导致的疼痛，我们可以先用大拇指点按大陵100～200下，就是用力按一下后松开，再按一下，再松开，这样来按摩，力度可以由轻到重，等你觉得局部有酸胀感时，就差不多了。

点按完大陵穴后，接下来就按揉内关穴，每次也是100～200次，再分别对合谷、阳溪按摩30次左右。所有穴位都按摩一遍后是不是就结束了？还不是，还得再拿捏手前臂内侧，从腕部到肘部来回拿捏10～15遍，最后再用一只手用力缓慢牵拉扭伤的腕关节2分钟，这样才算完成一个按摩过程。每日进行1～2次，一般1周左右疼痛就能消失。

再说个既有效又实用的小方法，就是在手腕扭伤的部位进行针刺放血，一般5～10滴即可，然后再拔个火罐，效果立竿见影。

再说说腱鞘囊肿引起的手腕疼痛。腱鞘囊肿是怎么回事呢？大家都知道肌腱吧，在肌腱里面的就是腱鞘。一些处于哺乳期的女性朋友，在给孩子喂奶时，经常会让孩子的头部枕在自己的桡关节附近。一天两天可能没关系，时间长了，在母亲腕关节附近就会长出一个黄豆粒大小的圆圆的小东西。这其实就是个囊性肿物，里面有囊液。在推动或按揉它时，发现它会移动，跟我们平时按揉骨头的感觉是不一样的。

很多人看到这个小囊肿时，就想着赶紧刺破它，把里面的囊液放出来。这的确是最简单的方法，可以消除腱鞘囊肿。但怎么刺呢？随便找根针扎两下就行呢？

这样是不行的。为什么呢？因为你如果不能把这个囊肿穿透的话，就随便扎两下，里面的囊液虽然能流出来，但由于这些囊液是循环的组织液，所以它会很快再次充满腱鞘。

最好的方法，就是在针刺时穿透这个囊肿，也就是从囊肿的一侧穿透至另一侧，再把里面的囊液挤出来。即便这样，针刺一次也不行，在临床上，我们会通过一个小手术，把囊肿里的囊壁取出来。产生囊液的组织被破坏掉后，液体就不能再充盈了。这才是治本的方法。

有人说，我自己在家这样弄既不方便，又感觉很疼，有没有更好的方法呢？其实大家可以简单地刺破囊肿，但刺破的地方不要封口，这样囊液才能及时流出来，但一定注意不要感染了。

腱鞘炎也会引起手腕疼痛。腱鞘炎和腱鞘囊肿的最大区别，就是腱鞘炎不会出现囊肿，但也会疼痛。怎么办呢？我给大家推荐的方法，就是找腕关节附近的疼痛点，也就是我们常说的阿是穴，然后用拇指用力按揉。注意，力度一定要大一些，这样才能打通血脉不通的地方，疏通气血，缓解疼痛。

不少上班族都会有手腕疼痛的毛病，这主要是因为工作要用到电脑，在频繁敲打键盘的过程中磨损了手腕关节，时间久了就会觉得手腕异常酸痛。出现这种情况时，我再给大家推荐一个穴位，就是阳池穴。这个穴位位于腕背横纹中，当拇指伸肌腱的尺侧缘凹陷处，是三焦经的原穴。我们前面说过，在中医当中，好多穴位都是两两相对、互相匹配的。这个阳池与上面我们用过的大陵就是这样的一对穴位，都在手腕上。选取这个穴位，也属于近部取穴。

当你工作感到手腕酸痛时，就可以休息一下，按揉按揉阳池穴，每次按揉两分钟，每天不限次数进行，随时随地都能保护我们的手腕健康。

坐骨神经痛，自我辅助治疗有诀窍

前几天我接诊了一位患者，是个建筑工地的工人，50多岁了。这位老哥为了生计，一天到晚都在工地上劳动，很辛苦。工作的时候，他还要经常搬动重物，得消耗大量的体力，晚上回到家常常是腰酸背痛。

渐渐地，这位老哥感到自己的体力不如从前了，尤其腰酸背痛的情况越来越多，后来干脆臀部、大腿和小腿都疼了起来，而且越来越厉害，就像针刺一样。终于在疼痛难忍之下，这位老哥放下手里的活计，来到我这里就诊。

查后，我告诉他，他这是坐骨神经痛。他对这个病显然没什么太明确的概念。

"大夫，你说我这是啥病？坐骨神经痛？还有这么个神经呢？这……这为啥会疼？"

我笑着跟他解释说，他这个病通常是由于腰椎间盘突出压迫了坐骨神经，从而导致这束神经支配的下肢区域出现剧烈疼痛。然后我又问他："您平时是不是会干一些比较重的体力活？"

"对呀！我在工地上工作。"

这就是了，他这就是由于长期负重导致了腰椎间盘突出，最终压迫到了坐骨神经，导致疼痛。另外，一些久坐、臀部外伤和患有臀部关节炎的人，也经常会患上坐骨神经痛。

什么是坐骨神经呢？我给大家简单地说一下吧。坐骨神经就是支配下肢区域，如臀部、大腿后侧、小腿后外侧和外侧面的主要神经干。患上了坐骨神经痛，其实就是指坐骨神经受到压迫或刺激，导致其支配区域出现疼痛。如果出现下背部酸痛、腰部僵直、疼痛加剧并向下一直扩散到足背、下肢常感到肌肉僵直麻木或不自主的震颤、夜晚疼痛加剧等症状，可能就提示你的坐骨神经出了问题，可能得了坐骨神经痛，这时，一定要及时就医。

我给这位患者取环跳、阳陵泉、环中、委中、肾俞、承山、昆仑和丘墟等穴位针、灸，留针约40分钟。起针后，他就感觉疼痛有所缓解了。坚持治疗1周，疼痛便基本消除了。

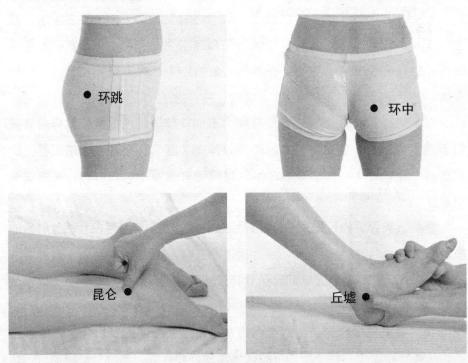

在中医上，坐骨神经痛的病因主要是经络不通、气血瘀滞。对于普通老百姓来说，由于不具备丰富的医学知识，所以治疗坐骨神经痛主要还是要到医院找医生帮忙治疗。但如果我们自己掌握一些家庭辅助治疗的方法，就能自己在家进行辅助治疗和保健，以缓解疼痛，控制病情。

自己在家怎么进行辅助治疗呢？这个首先要分清疼痛的部位，一般可简单地分两种情况，一种是疼痛沿着大腿和小腿的后侧走，这种疼痛与足太阳膀胱的循行路线一致，治疗上经常会选取膀胱经上的穴位，如昆仑、委中、肾俞；另一种疼痛是沿着大腿和小腿的外侧走，这种疼痛与足少阳胆经的循行路线一致，治疗时多会选取胆经上的穴位，如环跳、阳陵泉、丘墟等。

但是，有两个穴位是必不可少的，就是环跳和阳陵泉。环跳这个穴位位于坐骨神经的通道上，膀胱经和胆经的相交处。它是这两条经络的交会穴，所以是治疗坐骨神经痛的必选穴位。"经络所过，主治所及"，这也是治疗坐骨神经痛的一个绝佳穴位。

怎么来选这个穴位呢？奥运会的自由体操，大家都看过吧？这项运动以跳跃为主，辅以伸展的动作，姿势很优美，所以大家都比较喜欢看。跳是人类的一个最基本的动作，我们说人在起跳时，首先的一个动作就是弯腰、屈膝。这时，在股外侧部，当股骨大转子最凸点与骶管裂孔连线的外1/3与中1/3交点处，就会形成一个半环形的凹陷，所以叫环跳穴。

阳陵泉大家应该比较熟悉了，我们前面经常提到，它是胆经的合穴。我们知道，合穴是经气汇聚的地方，气血很足，刺激它治病强身的效果很好；其次，它又是八会穴中的筋会，所有的筋都来这里汇集。所以，但凡是和筋有关的病痛，都要先刺激阳陵穴。比如我们常说的腿抽筋，就可以通过刺激阳陵穴来缓解。

大家在找到环跳和阳陵泉后，就可以根据疼痛的具体部位，确定你的坐骨神经痛是膀胱经型的还是胆经型的。如果膀胱经型的，就从膀胱经上找秩边、承扶、殷门、委中、承山、昆仑等；要是胆经型的，就从胆经上找风

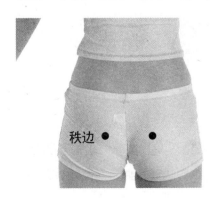

秩边

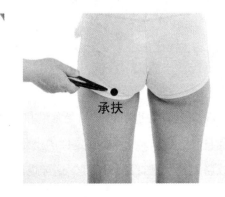

承扶

市、膝阳关、阳辅、悬钟、足临泣等。一一找到后，你可以分别对它们进行按摩。怎么按摩呢？最简单的方法就是用拇指度用力按揉，每个穴位按3～5分钟，每日1次，能有效减轻坐骨神经痛。

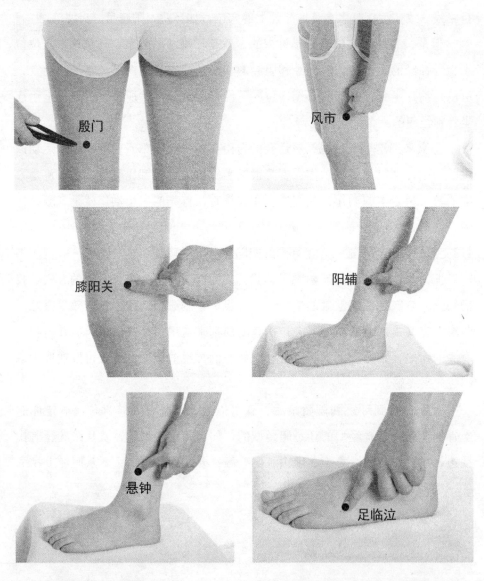

艾灸的方法也不错，用艾条温和灸，每个穴位灸15～20分钟，每日灸1次或隔日1次也行。或者在确定你的坐骨神经痛类型后，用按摩锤或手掌沿着胆经或膀胱经的循行路线敲打，这样也能疏通经络，达到活血止痛的效果。

别被膝盖疼痛牵着鼻子走

大家都知道，上肢最容易出问题的关节是肩膀，那么下肢最重要的关节就是膝关节。膝关节承受着身体的很大一部分重量，"战功赫赫"的同时，往往也"伤痕累累"。很多老年朋友经常边走路边喊疼，明明只有几步路还要坐车；上完厕所后，膝关节也钻心地疼，需要在家人的帮助下才能站起来。这是怎么回事呢？

要解答这个问题，我先给大家简单地讲讲膝盖的结构。我们的膝盖前面是髌骨，后面有个交叉的韧带。膝盖之所以能够伸缩，靠的就是交叉韧带的作用。大家家里都有抽屉，抽屉一拉、一送，灵活自如，这是因为抽屉的下面有个滑道和轮子，这跟交叉韧带的伸缩是一样的。大家把自己的腿伸直后感觉一下，大腿和小腿伸直后是什么样的？是个180°的平角。这是最高的了，不能再过度伸展了。在防止这样过伸的同时，韧带还要防止过度屈曲。如果你让腿往后弯曲的话，小腿最多只能贴到大腿的后侧，这就是曲。所以，交叉韧带的作用就是保护膝盖，防止膝盖的过伸和过曲。

经常上楼下楼，不断屈曲膝盖的老年人，就容易造成关节磨损。有些老年朋友在活动膝盖或把手放在膝盖上时，就能听到里面"咯啦、咯啦"的响声。对膝盖出现的这些问题，医学上有个专用名词，叫做游离鼠，就是到处乱跑的小老鼠。膝盖里怎么能有小老鼠呢？当然不会有，这只是一种形象的比喻。膝盖是个密闭的腔体，出现磨损后，里面磨损的骨碎片停留在密闭的腔里面，就像小老鼠一样，所以就有了个形象的称呼——"游离鼠"。

其实，老年朋友膝关节疼痛多是由于骨刺引起的，骨刺也就是骨质增生。关节退化就是个零件磨损的过程，长期的压力、拉力、损伤导致骨与骨之间的半月板变薄，润滑液变少，久而久之，两侧的骨头贴在一起，长期向一个方向用力，骨头就会偏向一边。大家都知道生物力学的原理吧？为了寻找平衡，另一侧骨头就会增生出相应的骨髓，这就是代偿性骨质增生的发病原理。

那么，怎样来对付膝关节疼痛呢？难道就被膝盖疼痛牵着鼻子走，对疼痛听之任之吗？当然不是。中医对缓解我们全身的疼痛还是很有办法的。对付这种膝关节疼痛，我给大家推荐几个穴位，它们是血海、犊鼻、梁丘、足三里、阳陵泉、悬钟。

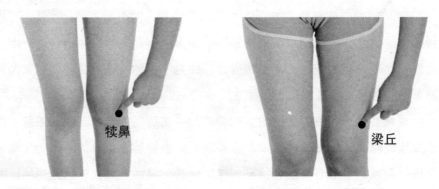

犊鼻　　　　　　　　　　梁丘

血海位于大腿内侧，髌底内侧端上2寸，股四头肌内侧头的隆起处。血海，顾名思义，就是气血的大海，也是理血的要穴。

犊鼻，就是牛的鼻子，位于膝盖内侧，很像带两个环的牛鼻子。这个奇怪的穴位怎么找呢？大家跟我学着找一下。让小腿和大腿保持90°，也就是人们常说的正襟危坐的样子，然后张开双手的虎口，大拇指与其余四指形成一个"U"形，从大腿的方向顺着向下摸，从上向下摸的过程中，会发现两个凹陷的地方，就在膝盖下髌骨尖的两侧。髌骨的形状类似于一个倒三角形，上面是一条横线，下面是一个顶尖。这个三角形的尖，也就是顶点两边的位置，就能触摸到两个凹陷。这两个凹陷就是犊鼻穴，一个在里，一个在外，所以也分别被称为内犊鼻和外犊鼻。这两个穴位属于"穴位所在，主治所在"，所以用它来治疗膝盖疾病，也属于近部取穴。

梁丘在大腿的前面，（髂）前上棘与髌底外侧端的连线上，髌底上2寸。它也是个理血的要穴。我们中医讲究治风先治血，膝关节病变多由风邪引起，所以用血海和梁丘两穴疏通膝盖局部的气血，可以起到活血化瘀、理气止痛的效果。

足三里我们前面提过多次了，是强健身体的要穴。除了能调节脾胃外，足三里还有个独特的功能，就是疏风化湿、扶正祛邪。所以，缓解膝关节疼痛也可以用足三里来祛湿、散寒。

阳陵泉位于小腿外侧，腓骨头前下方的凹陷处。悬钟在小腿外侧部，外踝尖上3寸，腓骨前缘的凹陷处。这两个穴位也能祛风湿、通经络，起到散寒止痛的作用。

找到了相应的穴位，接下来我们就可以利用穴位来治病止痛了。对上述的几个穴位进行按摩，用拇指按揉、用拇指点按都可以。不过，其中的犊鼻穴对于疼痛、酸胀等感觉不是很敏感，所以按摩时力度要大一些。每个穴位按摩3～5分钟，每日1～2次。

也可以用艾灸的方法，并重点灸犊鼻穴10～20分钟，灸到皮肤发红为止。其他几个穴位各灸5～10分钟，每日1次。

贴敷的方法也不错，我给大家推荐一个贴敷方，取少量的独活、五加皮、防风、艾叶、红花、元胡、透骨草、川芎，然后把它们装到一个布袋里，加热后敷在疼痛部位，或者用布袋包裹煎煮汤药遗下的药渣，趁热敷在患处。

再告诉大家一个缓解膝盖疼痛的小秘诀，不少孕妇在坐月子期间会出现膝关节疼痛，这通常是由受寒、受凉引发的。用纱布、姜粉、棉花做一个护膝，做法是：铺一层纱布，在纱布上再铺一层棉花，然后均匀地撒上姜粉，在姜粉上再铺一层棉花，棉花上再铺上一层纱布，最后用线缝成一个护膝，戴在膝盖上。戴一段时间后，可以打开纱布，再铺上一层姜粉，继续戴。这个方法虽然疗效比较慢，但效果很好，可以一直戴到膝盖不再疼痛为止。

另外，我有个要提醒大家注意的问题，现在不少患有骨刺的老年朋友往往认为，只要自己平时增加运动量，多运动运动，就能把骨刺磨掉，其实这是不科学的。过度的运动量不仅不能缓解疼痛，反而还可能损伤膝关节，令疼痛更厉害。最好的方法是不要重复做同一种动作，可以多做些游泳、骑车等不需负重的运动，让膝关节得到良好的休息，这样才能减少膝关节的磨损，缓解关节疼痛症状。

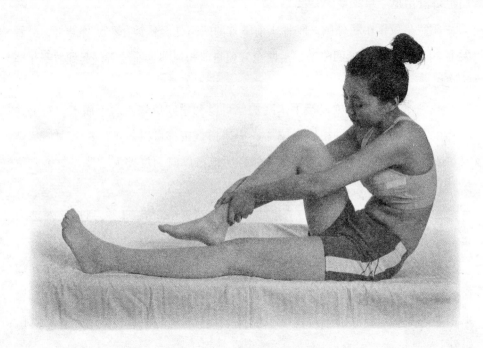

腿抽筋的痛，你再也不用忍受了

有一天，一个朋友给我打电话，说他母亲经常腿抽筋，几乎夜夜都因为腿抽筋而从梦里疼醒。为此，他也给母亲买了不少钙片服用，但仍然没有缓解腿抽筋带来的烦恼。他问我，这究竟是怎么回事？腿抽筋不就是缺钙吗？怎么补钙没效果呢？

腿抽筋带来的疼痛很多人都体验过吧？发作时，局部痉挛，疼痛剧烈，腿脚不敢伸直，一伸疼痛就会更剧，非常痛苦，有些患者甚至因为腿抽筋而疼哭过，可见其疼痛程度。

我曾在电视上看到一个钙片的广告，广告词是这样说的："腰酸背痛腿抽筋，身体提醒你，缺钙了！"于是，不少人，尤其是老年人，腰酸了，背痛了，腿抽筋了，就开始买钙片吃，认为自己腿抽筋就是因为缺钙，所以也应该补钙。便宜的不管用，就买贵的；国产的没效果，就买进口的。但结果呢？往往是收效甚微，这到底是怎么回事？

事实上，经常腿抽筋并不一定就是因为缺钙，还可能是其他原因引起的。比如，当寒邪入侵人体时，肌肤表面遇到寒邪，毛孔就会收缩，致使寒邪进一步侵入经络关节，经脉便会拘急，肌肉就会痉挛，最后导致关节屈伸不利，继而出现疼痛难忍的腿抽筋。这种现象在医学上被称为"痉挛"。

所以，经常腿抽筋，你只顾盲目补钙是不行的，因为寒冷、疲劳、出汗过多、睡姿不好等，也都能诱发腿抽筋。从中医的角度来说，有一部分人较为频繁地出现腿抽筋都是因寒湿阻滞经络，导致经络不通而诱发的。对于这部分人，平时应注意防寒保暖，避免受风受寒，防止寒邪侵入身体。

那如果已经因受寒、受湿而出现腿抽筋该怎么办呢？此时可通过点按人中和拍打腘窝来缓解抽筋现象。

人中是人体的督脉穴位，故而点按人中能快速提振阳气。在抽筋疼痛难忍时，用刮痧板的角部点按人中穴，或用手直接掐按也行，能迅速缓解疼痛。但要注意的是，不要长时间刺激人中，以免影响呼吸。

拍打腘窝也能缓解腿抽筋症状。腘窝在哪里？就在我们的膝盖后面，这里有膀胱经、肾经经过，所以拍打这里可以起到排毒除湿、调节阴阳、疏通肾经气血的作用。在操作时，用一只手在前面扶住膝盖，起稳固作用，另一只手从后面拍打腘窝，范围可覆盖整个腘窝横纹，这样你才能同时刺激到附近的多个穴位。需要提醒大家的是，拍打腘窝应在腿抽筋的缓解期进行，可疏通经脉，改善局部血液循环，缓解腿抽筋引发的疼痛。

还有一个导致腿抽筋的常见原因，就是肝血不足。中医认为，肝主筋脉，所以一切肢体筋脉牵掣拘挛都与肝有关。肝血不足，血液不能充分地荣养筋骨，就会使肌肉、血脉、筋骨间的营养及代谢出现障碍，像树根得不到水分而变干枯一样，从而发生筋急拘挛现象。

人体的经气在凌晨3时左右于肝经运行，肝藏血，血属阴，而夜间也属阴，所以半夜发生的腿抽筋大多都是因为肝血不足。当然，这种类型的抽筋在其他时间段也会发生，但凌晨更为多见。要想消除这种原因诱发的腿抽筋，就得从根源——肝上来寻找突破口，以"养血荣筋，缓急止痛"为主要治疗原则。在临床上，我会给这类患者开点中药，而其中最常用的药方就是《伤寒论》中的"芍药甘草汤"。

这个药方是非常简单的，只需芍药和甘草两味药，在一般的中药店都能买到，而且价格低廉。取芍药24克，炙甘草12克，回家后可用文火煎煮后饮用，也可直接用开水冲泡，每日当茶水喝。如果觉得自己腿抽筋现象比较厉害，还可以加上木瓜10克、葛根10克，一起服用。

前几天来就诊的患者中，还有人问过我这个药方，这也让我想起两年前我母亲曾每天早晨起来时小腿抽筋，时我就给她开的这个药方，记得当时我还给母亲的药方中加了些疏肝理气的药，至今她的腿抽筋都没再复发。这个方子既简单又有效，所以我特地把它写出来，希望能帮助更多遭受腿抽筋疼痛的患者。

看到这里，可能有人就有疑问了，"出现腿抽筋了，我揉揉捏捏不行吗？非得吃药吗？"揉揉捏捏当然是可以的，而且效果还不错呢！除了上面我告诉大家的按揉人中、拍打腘窝外，还有个方法止痛效果也很显著，就是按揉你的承山穴。刺激这个穴位，对各种原因导致的腿抽筋都有效果。

承山，顾名思义，就是承受着一座大山。当我们站立时，承山是最直接的受力点。当人体的重心全部落在一个点上时，按摩它就能解开痛结。学会了这种自疗方法，以后再出现腿抽筋时，就不用忍受痛苦而苦无办法了。

怎么找到承山的位置呢？很简单，它就在我们小腿后面的正中部位，当你伸直小腿或足跟上提时，腓肠肌肌腹下出现的尖角凹陷就是承山穴。在出现小腿抽筋时，用大拇指用力地点按同一条腿的承山穴10秒钟，接着按顺、逆时针方向旋转揉按各50圈，然后再用大拇指在承山的直线上下推擦，直到局部皮肤发红发热，最后再用手掌拍打小腿部位，让小腿部位的肌肉逐渐松弛下来，几分钟甚至几秒钟后，小腿抽筋的疼痛症状就能消失。

有些中老年朋友最容易出现小腿抽筋现象，尤其是在夜晚睡觉时，莫名其妙就会出现小腿抽筋，而且疼得很厉害。除了按揉承山穴外，还要注意一点，这很可能是骨质疏松现象。所以，加强补钙，增加骨密度也很关键，比如平时多晒太阳，多吃一些含钙高的食物。在这个基础之上，再配合按摩小腿上的承山穴，对维护健康很有效。

人体衰老是从腿部开始的，只有腿脚健康，身体的衰老速度才会减慢。

防止下肢静脉曲张，甩掉"蚯蚓腿"

我有一个同事，是我们学校的老师。她的家离单位比较远，每天都
要坐公交、地铁上下班。北京的公交和地铁的拥挤程度大家应
该是知道的，有的人甚至用"人进去，相片出来；饼干进去，面粉出来"来
形容，你说说得有多拥挤吧！尤其上下班高峰时，根本是很难挤到座位的，
能有站着的地就不错了。到学校后呢，还得给学生们上课，也是站着多坐着
少。这样每天来来回回、忙忙碌碌的，时间一长，她就发现自己的双腿总是
酸痛，小腿还出现了两条蜿蜒的青筋。开始她也没太在意，以为就是累着
了，晚上回家休息休息就没事儿了，结果后来小腿和脚踝都肿起来了，别说
每天再去挤地铁公交上下班，就连走路都困难，双腿肿胀疼痛。无奈之下，
她只好请假在家休养。

其实，这就是下肢静脉曲张的症状。下肢静脉曲张是指下肢浅静脉系
统处于伸长、蜿蜒而曲张状态，是一种常见病症。以局部外貌改变（出现扩
张、增长而行程迂曲的静脉，甚至盘曲成团）、酸胀、疼痛、沉重、肿胀等
为主要征候，并可伴有皮肤萎缩、色素沉着、溃疡、出血等症状。

中医将下肢静脉曲张称为"筋瘤"或"炸筋腿"，属中医的"瘀证"、
"脉痹"范畴，病因多为外感、损伤、长时间负重、饮食不当等，致使正气
亏虚、筋脉失养，瘀血阻滞经络循行，日久交错而成。在治疗的方法上，应
以温经通脉、活血祛瘀生新为主要原则。

后来这位同事找到我，让我给她瞧瞧。我给她做了详细的检查后，便决

定用针、灸配合刺血疗法来为她治疗。我先取足三里、阴陵泉、三阴交、阳陵泉、委中和阿是穴（静脉曲张部位），为她针、灸。然后，我又在她腿上的各个突起结节处进行针刺放血。这样坚持治疗了半个多月，她感觉腿部的疼痛麻木减轻了很多，水肿也消失了。

之所以选择以上几个穴位，我来跟大家说说我的理由。

足三里就不用细说了，足阳明胃经的主要穴位之一，同时也是我们人体的全身强壮要穴。刺激它的好处可是多了去了，针对本病，可起到通经活络、疏风化湿、扶正祛邪等作用，能有效地调节改善机体的免疫功能。

阴陵泉属足太阴脾经。我们在看穴位图时应该能发现，人体上有很多成双成对的穴位，脾经上的这个阴陵泉与胆经上的阳陵泉就是。两者分别位于小腿的内外侧，内为阴，外为阳。这两个穴都是合穴。合穴大家都知道吧？就是经络上脉气汇聚于此，

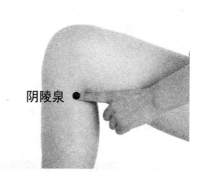

气血比较充足的地方。陵泉，就像我们北京的十三陵一样，位于陵墓的旁边，一个广阔的大水库。阴陵泉在胫骨内侧踝后下方的凹陷处：陵，就是高高耸起的膝盖，像个山陵；泉，就是指凹陷的地方，凹下去，像个水库，贮水量很足。所以，阴陵泉也就是我们腿上的一个十三陵水库，贮藏着丰富的气血。刺激它的一个最大的作用，就是止痛消肿，促进全身的气血循环。而这一点，对于缓解下肢静脉曲张的症状显然是不可小觑的。

与阴陵泉相对应的就是阳陵泉了。此穴为特定穴"八会穴"上的"筋会"，也就是全身筋络的总汇之处，利用它来治疗筋骨血脉方面的毛病，疗效特别棒。《新铸铜人腧穴针灸图经》中记载它"治膝伸不得屈，冷痹脚不仁"。它与足太阴上的交会穴三阴交相配伍，可调理三经气机，通经活络，行血祛瘀。

委中为针灸的四大要穴之一，具有舒筋通络、散瘀活血、清热解毒的功效，临床上经常利用它来治疗下肢痿弱、酸楚、肿痛、小腿拘急痉挛等症。

大家看一下，这几个穴位相互配伍，不论是针灸还是刺血，都可起到祛瘀消肿、活血通脉的功效，自然对因经脉不顺、瘀血阻滞等原因引起的下肢静脉曲张具有很好的疗效了。

我把如何应用这些穴位的方法告诉了这位同事，她自己回家后，也可以经常刺激按摩这几个穴位，每个穴位每次按揉3～5分钟，力度以自己能承受为宜。如果能进行艾灸，每次灸10～15分钟，每日1～2次，效果更明显。

同时，我还教给她两个平时防治下肢静脉曲张的保健方法，一个是练习腿足保健操，另一个方法是每天用中药熏洗腿部。

腿足保健操分3步来做，第一步就是练习弹趾。大家可能不知道，我们的足趾是肢体末端运动最灵活的部位，经常练习弹趾，就能疏通下肢经络，舒筋活血。

怎么弹呢？方法很简单，坐着、躺着都能练习，就是用你两只脚的大脚趾去触碰二脚趾。开始时你可能感觉很累，当感觉累时就休息，过一会再继续练习，每日反复练习100次。等你把这个动作练熟了，就可以利用平时看电视、看书的空当时间来锻炼了。

练习完弹趾后，第二步就是练习扭脚。咱们脚上的经络可是非常丰富的，其中还集中了3条阳经和3条阴经，分别为肝、胆、脾、胃、肾、膀胱经。如果经常练习，就能刺激经络，加速这6条经络的气血运行。当足部及腿部的气血通畅了，静脉曲张自然也就消失了。

那么，具体该怎么做呢？我在这里教大家一下：取坐位，将左脚搭在右腿上，然后用大拇指和食指抓住左脚的大脚趾，就像平时拧螺丝那样，来回扭转大脚趾，反复进行10次。扭动完大脚趾后，接着再扭动二脚趾、三脚趾、四脚趾和小脚趾。扭完左脚的脚趾后，再继续这样扭动右脚的脚趾。

第三步，就是拍腿。把你的左腿抬起来，放在一个较高的位置，最好能高于心脏位置，然后用双手拍打腿部，可以先从大腿拍起，一直拍打到小腿，并把小腿的足三里作为重点拍打的穴位。这样反复拍打30～50次，左腿做完后，换右腿继续练习。

除了上述方法外，用中药熏洗腿部的方法对缓解静脉曲张症状也很有效。中医认为，出现静脉曲张，就是因为腿部血液循环不畅，有瘀血，所以中药熏洗也应选择一些能活血化瘀的药材。我给她推荐了一个方子，让她自己到药店去买些红花、艾叶、当归、川芎、透骨草、鸡血藤这6种中药，每次取15克，把它们用水浸泡半小时，然后放入锅中，用小火煮沸，滤去药渣后，将药液倒入一个干净的木盆里，再把腿上有曲张的部位放在盆子上方熏蒸。这时要注意，一定要保持距离，别烫伤了。等水温降下去后，再泡洗患处。每天进行1～2次，每次20分钟左右，10天为1个疗程。

以上几种方法结合起来使用，坚持一段时间，你就一定能看到效果，甩掉那讨厌的"蚯蚓腿"。

自己动手，祛除足踝和足跟痛

俗话说，"人老足先衰"。很多人，尤其是一些老年人，经常会感到足踝痛、足跟痛，很苦恼。

足踝痛这个叫法是医学术语，其实就是我们平时说的脚脖子痛。引起足踝痛的原因很多啦，比如受到外力冲击、扭闪等，也就是我们常说的崴脚了，结果导致气血瘀滞，引起疼痛；或因年老体衰，肾气亏虚，足踝部的筋骨失养，也会引起疼痛、麻木，甚至还会引发运动障碍，走不了路，动不了了。还有就是一些慢性疾病引起的踝关节炎，足踝部位也会感到疼痛。

我有一位患者，是某科学院的一位老院士，70多岁了，平时身体非常棒，每天都要晨练、跑步，平时还经常和一些老朋友打打球。有一天，他和朋友打乒乓球，在回球时一个不小心，就把脚脖子给扭伤了，脚不敢着地，疼得厉害呀！家人开车把他拉到我这里来了。

我一检查，发现他就是扭伤了踝关节，导致踝关节外翻，造成外侧韧带受伤。此时治疗的原则就是"循经取穴"，运用相关的神经系统组织，依经络的穴位针、灸。只要针感能传导到患处，疼痛立即就能止住，并能发挥消炎、消肿的效果。

于是，我就取太溪、解溪和昆

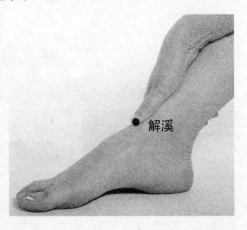

解溪

仑3个穴位给老先生针、灸。这3个穴位通常被我们称为"踝三针"，对治疗踝关节疾病、缓解足踝疼痛的效果非常好。起针后，因为看到患处有明显的瘀肿，我又给老先生进行了刺血和拔罐，很快，老先生脚踝处的肿胀就消失了，疼痛也大大缓解。

临走时，我告诉老先生，回家后他也可以自己按揉以上针、灸的3个穴位，同时再配合按揉丘墟、照海这2个穴位。每个穴位依次按揉3～5分钟，每日次数不限，对病痛的恢复很有帮助。

这几个穴位都怎么找呢？

太溪位于在我们足内踝的后方，跟腱与内踝尖之间的凹陷处。在取穴时，我们可以用大拇指从内踝尖往后推，推到一个凹陷处，就是太溪了。要是觉着这样找麻烦或找不准，也可以在内踝尖和跟腱之间用手画一条直线，这条直线的中点就是太溪。

太，就是大的意思；溪，就是溪流，太溪的意思就是肾经水液在此形成较大的溪水。它是足少阴肾经的原穴和腧穴，原穴是本经经气较大的"中转站"，腧穴是本经经气的汇聚之地，太溪合二为一，所以此穴的肾经经气也最旺盛。刺激此穴，可将肾经的气血引下来，这样一来，新鲜的血液就会将患处的瘀血冲散吸收，然后再循环带走。为什么会痛？痛就是有瘀血，停在那里不动了，造成局部不通，"不通则痛"。你把好血引下来，把瘀血冲散，血流通畅了，自然也就不痛了。因此，刺激太溪穴最直接的目的，就是冲散患处的瘀血。

解溪位于我们的小腿与足背交界处的横纹中央凹陷处，或在足背与小腿交界处的横纹中央凹陷处，当足拇长伸肌腱与趾长伸肌腱之间，为人体足阳明胃经上的重要穴位之一。按压这个穴位，对于踝关节周围组织扭伤等病痛非常有效。

昆仑为足太阳膀胱经上的穴位。膀胱经与肾经相表里，就像两口子一样。我们常说家和万事兴，用膀胱经上的昆仑与肾经上的太溪配对，舒筋脉、活气血、通经络、止疼痛的效果自是不必言说了。

昆仑在足外踝的后方，外踝尖与跟腱之间的凹陷处。在取穴的时候，你可以端坐在椅子上，然后用手在外踝尖和跟腱之间画一条与地面平行的直线，直线的中点就是昆仑。

那么自己在家按揉时，为什么还要配合丘墟和照海呢？

这是因为，丘墟位于外踝部位，根据咱们前文说的"穴位所在，主治所在"的选穴原则，大家就知道选丘墟穴治疗足踝问题的道理了吧？另外，丘墟属于足少阳胆经。胆经有个重要的功能，就是"主骨所生病"。所以，用丘墟来调动胆经的功能，对保养足踝、缓解足踝病痛效果是非常好的。这也等于告诉了大家一个保养足踝的小常识。

照海也是个"一箭双雕"护理足踝的穴位，它位于足内侧，内踝尖下方的凹陷处。取穴时，正坐在椅子上，用拇指按着内踝尖往下推，推到内踝尖下的凹陷处，就找到照海了。要是觉得这样找麻烦，也可以在内踝尖上用手画一条与地面垂直的线，再用手在内踝尖下画一条与地面平行的线，两条线的交点就是照海。由于它也紧挨着内踝部，所以保养足踝自然也少不了它的帮助。

除足踝痛外，足跟痛也是个常见的足部问题，也就是我们常说的脚跟痛。这种疼痛的病因很复杂，如脂肪垫劳损、跟骨骨刺、扁平足等。自我辅助治疗足跟痛，主要就是舒经通络、行气活血。在我们中医看来，肝肾亏虚、气血失合、筋脉失养等，都是导致足跟痛的内在病因。不少人觉得足跟痛是个小事，不过就是走路时有点疼，也不影响正常活动。其实不然，它可能提示你该补肾了。

为什么这么说呢？因为人的脚后跟为足少阴肾经所过之处。要是你肾中精气充沛，循经可以滋养足跟，则足跟得养，自然就不会疼痛。相反，如果你的肾精不足，无力生髓充骨，足跟就会失养，疼痛也随即出现。不信大家可以留意一下，经常足跟痛的人是不是大多都会伴随有腰膝酸软、头晕耳鸣等症状。如果是，我们在解决足跟痛的问题时，就得从补肾入手。

要缓解足跟疼痛，除了可利用我们上面说的处理足踝痛时的太溪、昆仑、照海等几个穴位外，还可以利用大钟、申脉、悬钟这几个穴位。

大钟是肾经上的络穴，络膀胱经。什么是络穴？就是络脉在本经分出部

25

位的腧穴。十二经络的络穴都位于肘膝关节以下，络穴可以沟通表里二经，所以大钟既能疏通肾经，又能疏通膀胱经。

大钟在足内侧，内踝下方，离太溪很近，跟腱附着部的内侧前方凹陷处。每天早晚各按揉这个穴位3～5分钟，对缓解足跟痛很有效。

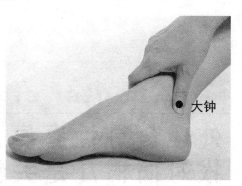

申脉位于足跟部，属于足太阳膀胱经。根据"穴位所在，主治所在"的原则，再配合肾经上的太溪，可以疏通气血、化瘀止痛。这个穴位位于足外踝尖下方的凹陷处，取穴时，端坐在椅子上，用大拇指从外踝尖往下推，推到凹陷处就找到申脉了。

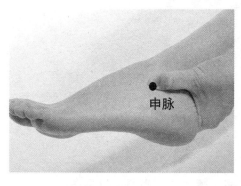

这个申脉穴还有个特异功能，大家看，"申"通"伸"，有伸展的意思；"脉"即血脉、筋脉。从字面上来看，大家就能知道，利用这个穴位能让血脉畅通，筋脉得以伸展。"通则不痛"，这个原理在这里又一次得到了印证。

悬钟不在足跟部，而在我们小腿的外侧，外踝尖上3寸的位置，腓骨前缘。取穴时也要端坐，从外踝尖向上量四横指就能找到了。这个穴位是八会穴之一，是髓之会，所以不但能补髓壮骨，还能通径、活络、化瘀、止痛。

治疗足跟痛，自己在家做按摩也行，每个穴位按摩3～5分钟，按揉、点按都行。但艾灸的方法比按摩更有效。分别对上面几个穴位用艾条灸10～15分钟，每日1次就行，一般三四天就能见到效果。

辅助治疗足跟痛的小方法，就是用透骨草加米醋浸泡双脚。去药店买一些透骨草回来，每次取30克，装入一个纱布袋中缝好，放入500克米醋煮10分钟后泡脚，水凉后继续添加热水，让后脚跟一直处于温热状态。每天泡20～30分钟，10日为一个疗程。坚持下去，你会发现脚后跟的痛感会越来越轻。

第八章

Chapter eight

处理全身性疼痛，
找对病根儿是关键

全身性疼痛，遭遇这类痛的人只有自己能了解
它的痛苦滋味，如何找对根源，祛除疼痛，方法不
在多，有一二就灵。真正的灵丹妙药，我认为是：
找对方法并坚持。

得了关节炎，不吃药也能止痛

关节炎泛指发生在人体关节及其周围组织的炎性疾病，可分为数十种。不同类型的关节炎，其病因、临床表现、治疗方法等也都不相同。西医认为，关节炎主要与炎症、自身免疫反应、感染、代谢紊乱、退行性病变、创伤等因素有关，属于一种全身性的病变。但不论是由什么原因引起的关节炎，其临床特征都是以炎症和关节疼痛为主，慢性关节炎还有僵硬及关节畸形症状。

临床比较常见的关节炎类型，主要包括风湿性关节炎、类风湿关节炎、骨性关节炎（退化性关节炎）、痛风性关节炎、强直性脊柱炎等几种。我在这里着重给大家讲讲最常见的前三种吧。

在中医上，风湿性关节炎属"痹症"范畴，多因人体正气不足，风、寒、湿诸邪乘虚而入，流传经络，阻滞气血运行而致，是一种反复发作的全身性疾病。

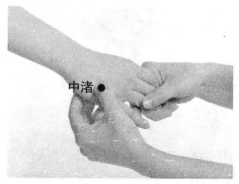

中渚●

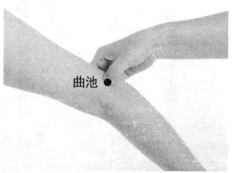

曲池●

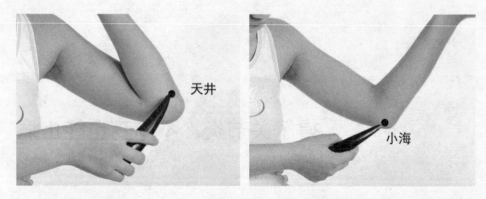

既然这种病是由风、寒、湿邪引发的，那么在治疗时，也应本着祛风通络、温经散寒、调和气血的原则，对症止痛，对症治疗。如果治疗够到位，患者又很配合，往往无需吃药，就能达到治标又治本的效果。

一般来我这里就诊的风湿性关节炎疼痛患者，我都会采取针灸的方法。当然，根据疼痛部位的不同，取穴自然也是有所不同的。具体来说，肩关节炎疼痛时，取肩髃、肩髎、肩贞、中渚；肘关节取曲池、天井、小海、合

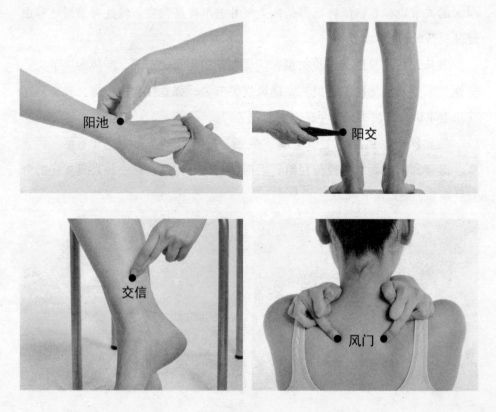

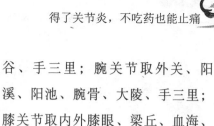

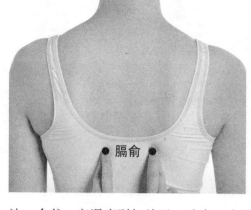

膈俞

谷、手三里；腕关节取外关、阳溪、阳池、腕骨、大陵、手三里；膝关节取内外膝眼、梁丘、血海、鹤顶、足三里、阴陵泉、阳陵泉；踝关节取解溪、丘墟、太溪、昆仑、阳交、交信。

以上为主穴，如果是风痹，还可加风门、膈俞；热痹加大椎、曲池、合谷；寒湿痹则加关元、脾俞、中脘等。

穴位选好后，如果患者为急性期的关节炎疼痛，除针、灸外，我还会用三棱针给他们点刺放血，放血量一般为0.5～1毫升。慢性期的话，可以省略放血这一步，但有时会配合艾灸。当然，除了到医院找医生针、灸外，自己在家按摩这些穴位，也能有效地缓解疼痛，减轻病情。

类风湿关节炎也属中医的"痹症"范畴，常见症状为关节肿痛，尤其以小关节多见。病因被认为是正气不足，腠理不密，卫外不固，外感风、寒、湿、热之邪，致使肌肉、筋骨、关节、经络痹阻，气血运行不畅，引起以肌肉、筋骨、关节发生疼痛、酸麻、灼热、屈伸不利或关节肿大等临床表现的病症。

在治疗时，我一般会选大椎、神道、至阳、筋缩、脾俞、肾俞、小肠俞、委中、阳陵泉、足三里、太溪、丘墟、阿是穴等穴位针、灸。若为上肢关节疼痛，配穴加天宗，下肢则加秩边。

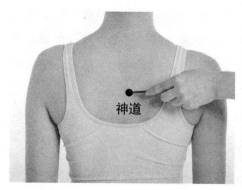

神道

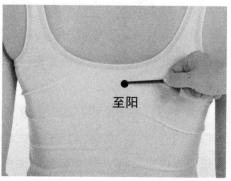

至阳

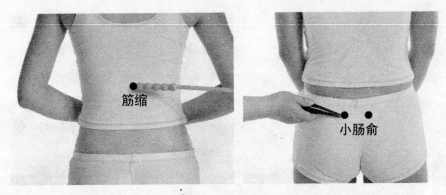

筋缩

小肠俞

以上穴位，大家一样可以自行在家按摩，每个穴位按揉3～5分钟。

另外，我再给大家推荐个贴敷的方子，取生地、马鞭草各250克，吴茱萸、白面各100克，骨碎补、龟板（酒炙）各120克，鳖甲（酒炙）3个，蒲黄50克。到药店买上这些药材，研成细末，然后用醋把药粉调成膏状，放到火上温热后，贴到疼痛部位，再用纱布裹好，等药凉了后，再烘热继续贴。此贴敷方可祛风除湿、温经散寒、补益肝肾、强筋壮骨，对各种原因引发的类风湿关节炎都有止痛效果。

骨性关节炎也叫退行性关节炎，其实它并非炎症，主要是一种退行性的病变，属于关节的提前老化，提前进入退休行列，尤其是关节软骨的老化，所以老年人得这个病的比较多。

说到骨性关节炎，我想起了我的一位患者。这位患者是一位70多岁的老先生，当时是由家人用轮椅推到我这里来的。他之前就是骨性关节炎，一周前发作了，腿疼得厉害，膝关节肿胀，在家上厕所都困难，更别说起来走路了。进来后，我让家人把他扶起来做检查，发现他的腿是"O"形的，屁股撅着，根本站不起来，所以这检查做得也特别费劲，他上不了检查床呀！之前他一直是看骨科，也够做手术的程度了，应该做关节的置换，但这位老人家有很多合并疾患，自己又怕受罪，不愿意做手术，想通过中医治疗，看看有没有缓解疼痛的方法。

我告诉患者和家属，老人家这种情况针灸能在一定程度上缓解疼痛，但也像他们自己说的那样，合并疾患太多，要根治恐怕不太可能。家人说，能缓解缓解疼痛就行，至少能少受点罪不是！于是，我取阳陵泉、阴陵泉、犊鼻、足三里、梁丘、血海、委中、承山等穴位，给老人家扎施以电针疗法，20分钟后起针，老人家觉得疼痛部位舒服了一些。这样连续治疗了10日，每日1次，老人家的关节疼痛有了很大的缓解。

同时，我还嘱咐家属回去后为患者进行穴位艾灸，主要灸阿是穴、肾

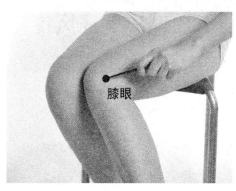

膝眼

俞、膝眼、膝阳关、梁丘、鹤顶等几个穴位。在施灸时，将艾绒制成半个枣核大小的艾柱，在穴位上放置厚3毫米左右的蒜片或新鲜姜片（姜片扎出多个小孔），其上放置艾柱并点燃。如果灼烫较重，可挪动蒜片或姜片，然后再放回原处，继续艾灸，每个穴位13～15艾柱即可。也可用一端点燃的艾条薰灸上述各穴位，至皮肤发热、红晕、微痛能耐受为度，每日1～2次，10日为1个疗程，然后休息3天，再继续重复上述艾灸方法。若疼痛剧烈，可长期间断施灸，以缓解症状至疼痛消失。

总而言之，对于这类全身性的疼痛，治疗起来还是有些棘手的，需要兼顾的问题很多。所以，如果病情明确，症状较轻，疼痛也不是太厉害的，大家可以自己在家做一些辅助治疗，比如按摩、拔罐、艾灸之类的。但如果病情复杂，疼痛、肿胀又比较严重，最好还是到医院就诊，中医西医都行，就看你更倾向于哪种治疗方式了。这时，尽量不要自己在家瞎捣鼓，或者吃点止痛药、去按摩院做按摩、推拿等，这些不但不能真正解决疼痛问题，还可能引发其他的并发症，最后让你得不偿失。

疏通气血，缓解痛风疼痛

有一些到我门诊就诊的关节疼痛患者，来了后往往会这样问我："大夫呀，我这关节痛得厉害，肯定是得了风湿性关节炎。可我吃了很多抗风湿的中西药都不管用，疼痛一点儿也没少，这到底是怎么回事呀？"

还有的患者说："我听人说喝药酒能祛风湿，可我喝了以后情况却相反，风湿痛不但没减轻，反而还加重了！"

我在给他们仔细检查后发现，其实很多患者所患的并不是什么风湿性关节炎，而是痛风。

风湿性关节炎和痛风都会导致关节疼痛，但两者是有区别的。风湿性关节炎主要是膝关节、肩关节、腰部等大关节疼痛，临床检查表现为风湿因子偏高，血沉高；而痛风的主要表现是大脚趾痛，更具体地说应为第一跖趾关节，即大脚趾与足掌相连的关节，而且起病急骤，数小时内，关节部位就会出现红肿、灼热，痛如刀割，夜晚会加重，接着脚踝、手腕、膝部、肘部和足部其他关节也会疼痛难忍，病情反复无常，临床检验表现为血尿酸浓度高。

在中医上，风湿被称为寒痹，是由于风、寒、湿三邪合为一体，影响了机体的气血通畅，导致疼痛；而痛风则属代谢性疾病，主要因体内嘌呤代谢紊乱，湿热阻滞经络引起关节疼痛，主要表现为红肿热痛，以男性患者居多。所以，有些人觉得自己关节疼痛就是风湿引起的，这是错误而危险的，可能会令痛风这种隐藏在疼痛背后的"杀手"被忽略了。

中医对疼痛有两种说法，就是我们在前面所说过的：不通则痛和不荣则痛。不通，就是气血不通；荣呢？就是血液供应充足，容光焕发，气血旺盛。所以产后的（女性）或得了大病及刚做完手术的病人经常会说，自己觉着身上哪儿哪儿都疼。这就是"不荣则痛"，意思是身体没能得到充足的营养物质供应，也会引起病痛。

痛风，简单地讲其实就是"不通则痛"，指我们的身体不能把体内产生的废物——尿酸及时排出体外，导致过量的尿酸盐在体内的关节、软组织、软骨和肾脏当中沉积结晶。在正常情况下，我们人体内有一种酶，可以分解尿酸盐，但由于一些原因，这种分解酶减少了，结果尿酸盐结晶就越来越多、越来越大。而这个结晶随着血液走到肢体末端时就堵住了，沉积在大脚趾上，于是疼痛也就出现了。再严重时，还会引起剧痛、发炎，造成关节畸形僵硬，成为慢性痛风后甚至会导致肾结石、痛风性肾病、肾衰竭、尿毒症等。

知道痛风是怎么产生的了，那大家肯定更关心怎么防治是吧？根据痛风产生的原理，中医在治疗痛风的问题上要活血化瘀，排出西医所说的尿酸盐结晶，把这些没用的废物从身体内排出去，这样才能减轻疼痛，缓解痛风症状。

怎样活血化瘀，减轻疼痛呢？我给大家介绍3个穴位，用来治疗疼痛的效果非常好。这3个穴位就是隐白、太白和公孙。

隐白位于我们大脚趾的内侧，痛风患者应该都比较熟悉，它就是容易出现痛风石的地方。你的大脚趾肿胀

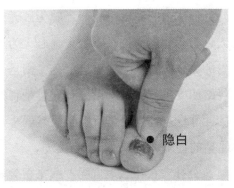

● 隐白

了，鞋穿不进去，磨得脚生疼的地方，就是隐白的位置。具体一点说，它就在我们大脚趾的趾根底部的横缘和竖缘交叉点的位置，和我们趾甲缘的位置很近。

太白在隐白的往下一点儿的位置，也是治疗痛风、减轻疼痛的一个穴

位。说到太白穴，大家都看过《西游记》吧？那里面白发苍苍的太白金星，屡次与孙悟空打交道，是一位面容慈祥、胡子花白的老者。当然，这是道家的神化。在星象当中，太白是金星，金对应的是秋天。太同"大"，有广大的意思；白代表肺金，也有明亮的意思。太白是脾经的原穴，土生金，如果说在隐白处，金气还处于潜伏状态，那么到这里，金气就已如同太白星一样，有所显现了。

太白位于足内侧缘，当足大趾本节（第1跖骨关节）后下方赤白肉际凹陷的位置。第1跖骨高高突起，就像一座山头一样，太白就在它的后面。这里的皮肤颜色比其他位置要白一些，所以人们也形象地将这里比喻成太白山。

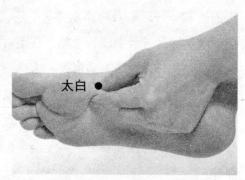

还有一个穴位对缓解痛风疼痛有帮助，就是公孙。有人可能要问了，公孙不是一个姓吗？怎么还有这个穴位名呢？这里面有个说法。公孙的确是个姓氏，而且是轩辕黄帝的姓氏。黄帝是一位德才兼备的谦谦君子，为中华民族创造了无数财富，一生都致力于为民造福，别无他求。而黄帝的这个个性与我们体内的脾胃很相似。脾为后天之本，为土，培育万物，毫无怨言。古人认为：肝木为公；木生火，心火为子；火生土，所以脾土为孙。公是年长者的尊称，有总汇的意思；孙，则是子嗣的延续，有卑微、幼小之意，就像经络的支系一样，所以公孙穴也是脾经的络穴，从这里通向胃经，奇经八脉的冲脉也与之相通。所以它虽然弱小，但却能滋养肺和肾脏，供应着人体最重要的物质资源，故取公孙之意。

公孙穴在什么地方呢？我来帮大家找一找，它就在我们的足内侧缘，第1跖骨基底部的前下缘，赤白肉际的地方。我教给大家一个简单的取穴方法，就是用你的大拇指顺着脚弓弯曲的形状，向后斜上方的地方推，刚好推到的这个地方就是公孙穴。

上述3个穴位都在我们脚的内侧，按摩起来可能不太方便。怎么办呢？我给大家出个好主意，能让你一下子就3个穴位都刺激到，既省事又省力，就是用刮痧板从脚趾到脚弓的方向进行刮拭。大家不妨试一试，看看是不是能一下子刮到3个穴位。

有人说，我家里没有刮痧板怎么办？那就找个一面圆滑的硬物代替，如木梳的背面。先在脚上要刮拭的地方涂抹点橄榄油或凡士林，然后进行刮拭，每天刮50～100次，效果是很显著的，而且还省去了一个一个穴位去按摩的麻烦，事半功倍。

不过，需要提醒大家注意的是，虽然按摩穴位能缓解痛风的症状，但这只是一种辅助治疗的手段，大家不能完全依赖这种方法来治病。当痛风比较严重或病情发展较快时，还是应及时到正规医院就诊，寻求医生的帮助。

别让带状疱疹后遗神经痛缠上你

说到带状疱疹，可能不少人都不是很熟悉，但如果说"蛇盘疮"、"腰缠火丹"、"串腰龙"等，相信很多人都能知道，这些我们中医上的病名称号，其实就是由水痘-带状疱疹病毒引起的一种常见的皮肤病——带状疱疹。

这种病发病较急，初期会表现为红斑和簇集的水泡，沿一侧神经作带状分布，并伴有局部灼痛、窜痛等疼痛症状。虽然病情来势凶猛，但带状疱疹却并不难治，不少患者甚至在小诊所都能顺利治愈。

然而，当这些吓人的疱疹从外观看似治愈之后，人们才发现，真正可怕的并不是这些模样难看的一个个水疱，而是疱疹消失后留下的疼痛——带状疱疹后遗神经痛！一旦惹上了这种病，不但剧痛难忍，而且还很难治愈。表面看起来好端端的皮肤，它就是生生地疼，甚至让你疼得心烦意乱、抓耳挠腮。如果治疗再不对症，你可能长年都得忍受这种痛苦的折磨。

我在门诊曾接诊过不少带状疱疹后遗神经痛的患者，去年就有一位女患者，给我印象非常深刻。大概去年夏天的时候，这位患者来到我的门诊。她一进来，我就有点惊讶，为什么呢？因为咱们到门诊看病时，一般都能很自然地走到诊室，坐到医生面前。可她却用手提拉着自己上半身右侧的衣服，非常小心翼翼、慢腾腾地走到我的面前坐下来。

我问她："您这是怎么了？"

"大夫，我这……太疼了……"话还没说完，眼泪就先下来了。我当时的感觉是，她是忍着剧痛，从牙缝里挤出这几个字的，非常艰难！

原来，她这样提拉着衣服是怕衣服贴在皮肤上。我们夏天穿的衣服一般都是很薄、很贴身的，可就这样一层薄薄的衣服，贴在她的皮肤上都不行，剧痛难忍！她只有这样提拉着，不让它碰到身上，才能让疼痛稍稍减轻一点。试想一下，这得多疼！

我详细地询问了她的病情，又查看了她疼痛的部位，就在右侧的腰肋部，可以看到一片淡红色的斑点，皮肤略显粗糙。

她告诉我说，一个多月前，她在腰肋部起了一片小水泡，还非常疼。到医院检查后，医生说她这是带状疱疹，给她开了一些药，让她回家吃就行了。半个多月后，这些小水泡渐渐消失了。可让她感到不解的是，小水泡虽然下去了，疼痛却一点也没少，甚至比之前更疼了，疼得她坐立难安，整夜都不能睡觉。她又到医院去看，可这次医生给她开的药却怎么都不管用，疼痛一点儿都没减少，于是就来到我这里了。

我告诉她，你这个就是带状疱疹引起的。她挺不理解的，"我这带状疱疹不是都好了吗？您看，这结痂都一点点地掉了，咋还能这么疼呢？"

我说，你这不是带状疱疹本身引发的疼痛，而叫带状疱疹后遗神经痛。我们知道，带状疱疹是由一种名叫水痘-带状疱疹的病毒引发的，其实在带状疱疹发出来之前，这些病毒就已经侵害到神经了，我们也能感觉到疼痛。等你感觉疼得非常厉害时，说明病毒的数量已经繁殖得非常多了，于是水疱也就溜溜达达地从皮肤上发出来了。但如果体内的带状疱疹病毒较少，虽然它也会侵犯神经，引发疼痛，不过不会发出水疱来。

所以，有些来就诊的患者，当我告诉他们患的是带状疱疹后遗神经痛时，他们就很惊讶："我也没得带状疱疹呀？哪里来的后遗神经痛？"这其实就是因为病毒并没有发出来，但它侵害了神经，仍然会疼痛。

如果带状疱疹发出来了，就是我们看到的出现在皮肤表面上的很多集簇性的、呈带状排列的水疱，同时还伴有刺痛。如果治疗及时，这些疱疹会逐渐消失。但要注意，这并不代表你身体里的病毒也被完全击毙了。这种狡猾的家伙具有非常强的亲神经性，一旦感染，就可能长期潜伏在脊神经后根神经节的神经元内，并在神经节内大量生长繁殖，侵害神经。神经被病毒给咬坏了，疼痛自然也就不可避免了。正如《临证指南医案》所说的那样："久痛必入于络，络中气血，虚实寒热，稍有留邪，皆能致痛。"血行涩滞，瘀阻脉络，气血运行失常，这就形成了"不通则痛"。

说了这么多，那么带状疱疹后遗神经痛到底该怎么治呢？怎样才能不再忍受疼痛的折磨？

中医在治疗和缓解带状疱疹后遗神经痛方面还是很有经验的，针、灸、刺血、拔罐等，都能起到较好的疗效。在中医看来，带状疱疹后期正气不足，邪气未尽而致气血凝滞，经络运行不畅，不通则痛。因此在治疗时，应遵循活血化瘀、行气止痛、清解余毒的原则，疏通疱疹周围的气血经络，以达到"通则不痛"的目的。

不过，不论是找医生针、灸，还是自己在家刺血、拔罐，有一个原则大家应掌握一下，就是"截头去尾斩恶龙"。怎么解释呢？截头，就是在疱疹病发开始的位置针、灸或拔罐；去尾，就是在疱疹的尾端再针、灸或拔罐；而"斩恶龙"，就是在病变相对中心的区域用三棱针点刺或挑破，也就是刺血，使之出血少许，即泻其恶血，斩断余毒蔓延之势。

由此大家也能看出来，不同部位出现疱疹，针、灸、拔罐和刺血的部位也是不同的。一般头面部、胸部、腰部和四肢是带状疱疹病毒最易侵害的地方。针对这些不同的部位，选取的穴位也不一样。

比如那位女患者，是在腰肋部出的疱疹，我就取背部胸8-胸12夹脊穴、章门、带脉、阿是穴、太冲、足临泣等几个穴位为她针、灸。

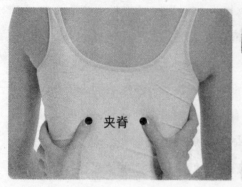
夹脊

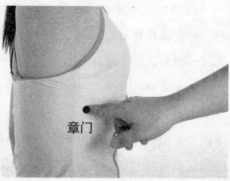
章门

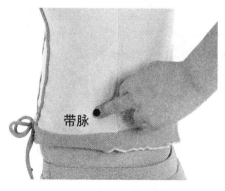

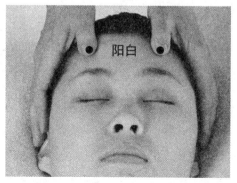

如果是头面部发疱疹，病毒易侵害三叉神经。若皮疹发于三叉神经第一支（上眼睑及前额头皮），可取阳白、攒竹、太阳、头维、上星、合谷；发生第二支（面颧部），可取太阳、四白、睛明、颧髎、合谷、翳风；发于第三支（下颌部），可取颊车、地仓、大迎、翳风、合谷。

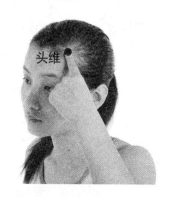

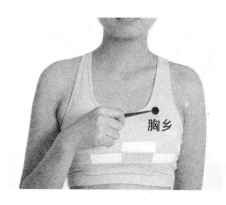

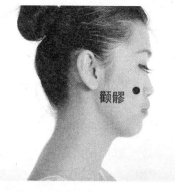

胸肋部也容易发疱疹，此时可取胸4-胸8夹脊穴、期门、大包、胸乡、太冲、足临泣。

四肢也是带状疱疹病毒容易入侵的部位。如果发于上肢，可取颈5-胸2夹脊穴、肩贞、曲池、内关、合谷；若发于下肢，则取腰1-腰5夹脊穴、髀关、伏兔、梁丘、足三里、阳陵泉、太冲、内庭。

以上这些"修理"带状疱疹病毒的穴位，大家可自己在家对其拔罐或刺

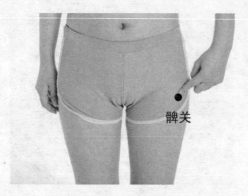

髀关

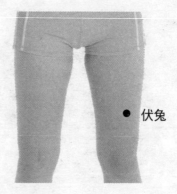

伏兔

血，但最好还是到医院找医生针、灸，止痛效果更快。

还有个问题要提醒大家一下，许多带状疱疹患者在治疗未愈的情况下，经常用热水敷泡，以图一时痛快，这是不对的。因为带状疱疹病毒很喜欢侵扰神经，而热敷不但不会消除它们，反而还会使神经周围的微血管出血，促进病毒的繁衍生存。这也是许多患者长期疼痛不减的一个重要原因。这点大家要记住了，即便一时半会不能止痛，也别用热水敷泡——让疼痛加剧。

产后身痛，找准穴位，赶走麻烦

我的一位朋友的太太，30岁，产后两个多月，左侧腕关节一直疼痛。出满月时，曾到某医院骨科门诊就诊，被诊断为桡骨茎突炎，但治疗3周后，也未见明显的改善。然后朋友给我打电话，让她来我这里，叫我给看看是怎么回事。

她过来后，我给她检查了一下，发现她腕关节疼痛的位置在肺经的列缺穴上。列缺穴是什么？是肺经的络穴，络大肠。肺经是通过列缺穴与大肠经相通的，脉浮提示病在表，脉紧提示有寒。我给她把脉后，发现她的腕关节疼痛是因为受了寒，寒凝筋脉，"不通则痛"。

我把情况跟她说了一下，她说自己正给孩子哺乳，不想喝中药，我说那就针、灸吧，效果比服药更好。我取合谷、犊鼻、阿是穴等几个穴位，给她针、灸。在行针时，她觉得关节部位更加疼痛难忍，但起针后，就觉得关节疼痛减轻了六七成。第二天她又来了一次，我继续给她针灸原穴位，起针后疼痛更减轻了。

这位患者，手腕部疼痛的原因在我们中医上称为产后身痛，也叫"产后遍身疼痛"、"产后关节痛"等，老百姓通常把这叫做"产后风"，主要疼痛的部位包括颈肩部、臂部、手部、腰背部、膝关节等，有的人也会出现疼痛遍布全身的情况。

在中医上，产后身痛属于"痹症"范畴，多因产后气血两虚，荣卫失和，腠理不固，感受风寒湿邪，使气血运行受阻所致。风寒湿邪痹阻关节经络，气血不能畅达，就会出现肢体关节疼痛、酸楚、沉重、麻木等症状，甚至会感觉全身酸痛、麻木，遇冷、遇风时疼痛加剧。

现在，很多女性白领一族在生完宝宝后，都会出现或轻或重、或局部或全身的产后疼痛。除了可能是在月子里受了风寒，更主要是因为她们平时久坐少动，长期生活在舒适的空调环境中，或经常食用一些反季节的蔬果及生冷饮料等，致使身体虚弱，产后的自我调节能力和恢复能力较差，因而也更容易出现产后身体酸麻、疼痛等症状。

通常来说，女性产后出现身体疼痛的部位不同，治疗的方法也有所差异。如果感到身体不适，除了到医院找医生进行针灸外，自己在家里也可通过对身上某些穴位的按摩、艾灸、贴敷等，达到祛痛的效果。

要进行按摩、艾灸、贴敷等，就要选穴位。这里有个原则，新妈妈们应该记一下，就是要遵循产后养护的原则，每次选的穴位不要太多，暴露的面积也不要过大过多，主要选脾俞、肾俞、膈俞、肝俞、三阴交、足三里、关元、血海等几个调养气血的穴位，再根据疼痛部位的不同，局部选取相应的穴位，以增强疗效。

比如，很多新妈妈都会出现颈部疼痛，大多是因长时间低头照顾宝宝所致。这时，你在选取上述几个主穴之外，可增加风池、风府、大杼、阿是穴几个穴位，按揉力度由轻到重，每次按揉30～50次。这里有一点要提醒大家一下，艾灸虽然也有止痛效果，但不要艾灸风池和风府两个穴位。否则风借火势，会更加猖狂，令疼痛在体内乱窜。这个也好理解，我们说森林着火很恐怖，如果再起风的话，是什么后果大家知道吧！

臂部、手部关节疼痛也是很常见的产后身痛症状，我前面提到的，那位到我这里就诊的朋友的太太，就是这个情况。这种情况多因产妇在抱孩子喂奶或抱孩子睡觉时，手腕、臂部长时间劳累所致，还有些是因为做家务时碰了凉水，也会引发疼痛。

如果是手腕部关节疼痛，可像我给朋友太太取穴的方法，取合谷、犊鼻、阿是穴等几个穴位，以指揉法按揉，每次1～3分钟。要是手臂、肘关节等部位疼痛，可选曲池、手三里，用一只手的拇指指揉另一手臂的曲池穴。

要是感觉疼痛范围比较大，就直接用手掌进行掌揉，每次3～5分钟。

如果是腰背部疼痛，多因抱孩子时弯腰劳累所致，比如给宝宝洗澡、换尿布等，另外碰冷水受凉也是重要的诱发因素。由于腰背部的范围较大，最好能取整个腰背部穴位或阿是穴。这时你就得找家人帮忙了，自己恐怕难以完成这么艰难的工程。患者俯卧在床上，家人用手掌在患者的脊柱上自上而下进行掌揉，至皮肤温热即可。再用两拇指在患者肩胛骨中点凹陷处（相当于天宗穴部位）指揉，以酸胀为度；或用手掌掌揉，以局部温热为宜。最后再以双手掌心贴在患者两侧腰肌上，掌擦腰肌，感觉微烫即可。操作时，最好能在皮肤上涂抹少许油脂，免得擦破了皮肤。

还有一个疼痛部位就是膝关节，可选犊鼻、梁丘、委中、血海几个穴位，按摩或艾灸都行。

此外，我再给大家推荐一个热敷的药方，对缓解产后的各种疼痛都有很好的效果。大家到药店买透骨草30克，虎杖、威灵仙、千年健、豨莶草各20克，桑寄生15克，拿回来后用水煎沸，再用毛巾浸透药汁，敷在疼痛的部位上，每次敷20～30分钟，凉后再浸透再敷，每日两次，直到疼痛消失为止。

"心病"引发的疼痛还需"心药"医

我有一位江西的患者，是30多岁，家庭主妇。那天她是由先生陪着来看病的。这位女士身材比较瘦小，一见到我，就说自己浑身疼，尤其经常感到腹胀难忍，下肢痉挛性疼痛，有两年多了。每次小腹和两腿疼痛难忍去医院，检查的钱倒是没少花，就是查不出个名堂来，家人还说她没病装病。

我给她检查后，发现她左下腹部及双下肢有压痛，并伴随痛觉过敏，其余都正常，然后又让她去做了一些其他的检查，也没什么异常。

在她去做检查的时候，她的丈夫告诉我，父母在她很小时就离异了，她一直跟母亲一起生活，从小就胆小懦弱、不自信。尤其近年来，有几次被人问及"你怎么变得这么瘦"时，她就更觉得自己变丑了，觉得丈夫不爱她了，总担心丈夫会跟她离婚。

听了她先生的话，再结合她的检查结果，我的初步诊断是：躯体化疼痛障碍。

什么是躯体化疼痛？就是一种躯体症状来表达心理或精神不适的现象，是一种"心病"的表现。患者常常反复陈述一些躯体症状，比如今天说自己头疼，明天又觉得自己腰疼，后天说自己胃又不舒服了；疼痛可位于身体表面，也可以是深处的组织器官，疼痛性质可为钝痛、胀痛、酸痛或刺痛，有时还会出现心慌、呕吐、反复打嗝等症状。由于感到持续严重的疼痛，患者就以为自己的器官功能受损，因而不断要求作各种医学检查。尽管检查结果全部正常，患者也不相信自己是正常的：我明明浑身哪哪都是疼的，我都疼得无法忍受了，怎么能没病呢？严重者甚至会因此而形成对镇痛止痛药的依赖，并伴有烦躁、焦虑、失眠、抑郁等症状。

同时，由于躯体疾病常常能获得一些属于患者角色的特权，比如可以请假不用上班、亲友都会给予关注和同情等。这种"继发性收益"又会鼓励患者躯体症状的表达，觉得自己身上的某些部位更疼了！

对于这位患者，我给出的疗法有两个：一个是针灸她的心俞、神门、足三里、三阴交等穴位，并嘱咐她回家后自己按摩或艾灸这几个穴位。这几个

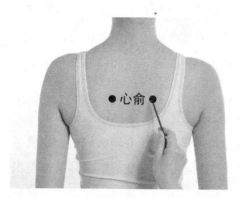
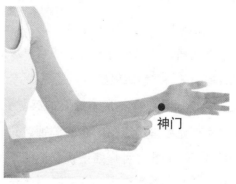

穴位都是养心的穴位。为什么要养心呢？"心为君主之官"，心神泰然，则一生安康。它位于五脏六腑的中间部位，就像一个国家的皇帝一样，稳居皇宫，对四面八方发号施令；而且，心还主宰着人的精神和思维意识，失眠、抑郁、焦虑、心神不宁等一系列神志问题主要都是它引起的，所谓"心主神明"就是这个道理。

另一个疗法就是需要家属配合的心理疗法。当患者诉说自己不舒服、浑身疼痛时，家属应以耐心、同情、接纳的态度对待她，仔细倾听她的诉说，让她感到自己是被理解、被重视的。如果你说她这是"庸人自扰"、"想出来的病"，或斥责她"装病"，只会让她更委屈，甚至愤怒，那她的"病情"也会更加严重。

我想起了另一位患者，是位老人家，来我这里就诊时是由女儿陪着来的。老人家一进门就说："我有高血压！"旁边的女儿马上补充说："我爸

爸不仅血压高，经常头晕、头痛、胸闷，脾气还很大，动不动就发怒，拍桌子瞪眼睛的，烦得不得了！"

我教给他一个方法，就是每天早晚和发脾气时用大拇指点按太冲穴，每次3～5分钟即可。后来，老人和他女儿又来找我。我问效果怎么样，他女儿说："效果真不错，我爸爸的血压控制住了，脾气也好多了。"

我告诉她："我们不能光关注老人的血压，还得关注他的情绪。别动不动就发怒，引气血上扬，这会让血压再度升高。我让你给他经常按揉太冲穴，既降低了血压，又避免了发怒，身心同补，才能消除病因。"

这位女患者跟这位老人家的情况有些相似，情绪越不好，病痛就越加重。你只有从身心两方面来给她调节，既从身体上给她止痛，也要从心理上给她治病，让她有清理自己情绪垃圾的机会，把各种不满和担心等负面情绪宣泄出来，才能减轻她的不适症状。

疼痛是一种非常不舒服的感觉，但是，它有可能是身体疾病的信号，也可能是心理健康出问题的警钟。到底是身体疾病还是心理疾病，一定要尽早分开，防止这种疼痛干扰我们的正常工作和生活。当我们的身体某部位出现疼痛时，首先想到的肯定是身体疾病，到医院就诊并根据医生的建议进行相应的检查是很有必要的。但如果你多次诊疗的结果都没发现身体上的任何疾病，就要考虑"心病"了，即情绪紊乱、精神压抑等所引起的疼痛。心病引发的疼痛，最好的药物就是"心药"，即调节心理，学会有意识地自我放松，如让肌肉群全力收缩和放松交替进行等，都有助于减轻疼痛，缓解焦虑的情绪。

说到这，我想起《太平广记》中记载的一个有趣的故事。唐朝年间，有位女性跟随丈夫到南中，不小心误吃了一条虫子。从此后，这女性心中就老犯疑，担心虫子在自己肚子里没出来，因此而得病，多次治疗也不见好转。丈夫见状，只好给她请来京城的一位名医，这位医生知道她患病的原因，就事先告诉她的奶妈说："我用药让她吐泻，在她吐的时候，你要说有一小蛤蟆逃走了，但千万别告诉她这是在欺骗她。"奶妈遵从医嘱，这位女性的病很快就好了。这是用"心药"治疗"心病"的实例。

所以，当我们的身体出现不明原因的疼痛，且多次检查都无结果时，就要尝试对自己进行情绪调节了。比如，当你出现疼痛，又检查不出任何身体问题时，就不要过分关注这种疼痛。有实验证明，如果我们把注意力集中在疼痛上，就会令痛阈下降，疼痛感受性提高。相反，如果我们不去理会它，而是以积极、乐观的态度工作、生活，反而能抑制疼痛或削弱这种疼痛的强度。因此，如果查不出原因，就尽量告诉自己，这只是一种感觉而已，不用太在意。同时多进行一些集体活动，调动自己的积极情绪，抵御那些不良情绪，将注意力从身体上转移开，逐渐让自己忘掉疼痛。

　　另外，也可以冷静地分析分析自己目前的境况，是不是近期工作压力过大、精神过于紧张了？还是因为受到某些暗示，自己一直耿耿于怀，不能放下？等等。如果有这方面的原因，就要从情绪入手，适当给自己减减压；或向家人、朋友倾诉一下自己的烦恼和不安，把坏情绪倾泻出来，疼痛自然也就消失了。

一些慢性疼痛也许是亚健康的征兆

有些患者来我这儿就诊时，说自己经常感觉全身疲倦、疼痛，而且这种疼痛并不固定在某个部位，而是全身上下，哪里都觉得是疼的，但疼得又不厉害，隐隐的，就像酸疼一样。有时还会有头晕、失眠、嗜睡、记忆力差、抵抗力下降、烦躁易怒等现象，总感觉很累，躺下又睡不着。到医院检查吧，还查不出任何器质性的病变，但身体却非常不舒服，人也感到痛苦不堪。

在我看来，这就是我们现代人常说的人体亚健康状态。"亚健康"这个词，我们肯定是不陌生了。尤其是一些在职场中打拼的人，工作压力较大，经常会感到腰酸背痛，浑身不舒服。我在给这类患者把脉时，发现他们大部分都有心神失养、气虚肝郁的现象，与中医的气虚证十分吻合。

中医认为，人体健康的状态应为"阴平阳秘"，即人体内的阴气平顺，阳气固守，两者互相调节，维持相对的平衡，是进行正常生命活动的基本条件。这种平衡是体内外各种因素的相互作用，在机体自身调节下达到内外环境和谐统一的结果。如果你能让身体维持这种平衡，那么你体内的各个系统就能保持正常，你每天也能充满活力；相反，要是机体气血阴阳偏盛偏衰，失去应有的调节能力，就会出现内外环境的失衡。身体的这种从平衡到失衡的变化，是一个由健康到不健康的动态过程，而我们所说的"亚健康"状态就是这个过程中的一个阶段。

做个最简单的比喻吧。如果我们把疾病比喻成是一部电影大片儿的话，那么亚健康就是它的片首曲，是一个介于健康与疾病边缘的状态。你要是再往前走一步，就不再是亚健康了，而且疾病症状很明确或已能化验、检查出来的疾病状态，这时就属于器质性或功能性病变了。

中医学上虽然没有"亚健康"这个词，但很早就有这个概念了，并在长期的经验总结中形成了一整套的防治体系，即中医的"治未病"、"辨证论治"理论。

没病，不等于你身体内的阴阳就平衡了。长期让自己身体内的阴阳处于不平衡状态，就会从量变发展到质变。一旦到了质变，无论中医还是现代医学，在治疗上都会存在一定难度，所以古人早就提出了"不治已病治未病"的思想精髓，也就是在病痛崭露头角的时候，就把它消灭掉，不让它有生根发芽的机会。正如药王孙思邈所说的："凡人有不少苦似不如平常，即须早道。若隐忍不治，希望自瘥，须臾之间，以成痼疾。"意思是说，很多人的痛苦在于身体不适，精神和体力今不如昔，一定要及早预防调理，避免疾病困扰。如果还硬咬牙挺着，过不了多久，就发展成顽固的疾病了。

在"未病"的亚健康状态，不仅我们医生治疗起来不算难事，大家平时自己也能调理。在中医看来，亚健康状态与我们的肝、脾、肾三脏功能关系最为密切。外感六淫、七情内伤、过度劳累、精神不济等，均易耗损肝、脾、肾三脏。"正气存内，邪不可干；邪之所凑，其气必虚"，脏腑虚劳，外邪易侵，"邪气盛则实，精气夺则虚"，因此在调治亚健康问题上，应从护养肝、脾、肾三脏入手，扶正祛邪。

肝主疏泄，肝气不调，人就会精神不振、烦躁易怒，出现相应的情志与心理问题；同时，肝还主筋脉，所以肝功能不好的人，运动系统、神经系统也容易出问题，如感到疲乏无力、手足酸麻等；另外，肝还藏血，肝气不条达，人的心血管系统也会出问题，感觉心慌、心悸、疲劳。

脾是人的后天之本，主运化，脾虚一方面会影响我们的食欲，常感觉胃闷不适，吃不下东西，你请我去北京饭店吃大餐，我都提不起兴趣来。另一方面，脾还影响身体对营养物质的吸收，虽然人参、鹿茸吃了不少，可这些营养输送不到全身，人就会出现疲劳、乏力、浑身酸痛等问题。

肾就更不用说了，是我们人体的先天之本。肾功能不好，腰膝酸软、失眠多梦等也会缠上你，甚至让你的整个身体都出问题。

如何调养肝、脾、肾三脏呢？我给大家推荐几个穴位，经常按摩它们，对缓解亚健康状态下的一些不适、慢性疼痛等都很有效。这几个穴位就是：百会、印堂、神门、太溪、太冲、三阴交、足三里。

这些穴位前面都有介绍过，这里就再简介说说。

百会和印堂都在头部，百会是督脉上的穴位，印堂属于督脉上的经外奇穴。督脉通入大脑，所以按摩它上面的穴位也能健脑提神，对慢性头痛等很有效。神门是心经上的原穴，太溪是肾经上的原穴，两穴原原相配，可以交通心肾，调节心肾功能。太冲是肝经上的原穴，是肝经之气灌注的地方，调节肝功能效果最好。三阴交、足三里是调节脾胃功能的常用穴，利用它们也能健脾益气，恢复体力，赶走脾胃不适症状。

这几个穴位也很好找。百会位于头顶部，前发际正中直上5寸处。取穴时，把前后发际正中线连成一条线，线的中点向前一横指处就是百会。印堂更好找，就在两条眉毛连线的中点，正对着鼻子的地方。神门位于手腕处，仰起手掌，小鱼际上角有一个突起的圆骨，圆骨后缘向上能摸到一条大筋，大筋外侧缘（桡侧缘）与掌后横纹的交点，就是神门。太溪在足内侧，跟腱与内踝尖之间的凹陷处。太冲位于足背上，取穴时，由第1、第2趾间横纹头向足背上量两个横指就是。三阴交位于小腿内侧，足内踝上3寸。足三里在外膝眼下3寸，旁开一横指。

每天有空的时候，就按揉这几个穴位，每个穴位按揉3～5分钟，长期坚持，你的身体状况一定会逐步得到改善，亚健康导致的慢性疼痛等，也会逐渐消失。

有些疼痛惹不起，
预示病情很严重

　　我建议这章的内容，读者不妨认真看看，哪些时常没有任何先兆就出现的疼痛现象，到底哪些直接是和生死攸关的。辨识这些疼痛信号，关键时刻自己也许真能急救和自救。

不是所有疼痛都能自己动手止痛

针刺、按摩、艾灸、拔罐等，作为中医技法，源远流长，现在也被越来越多的人认可并使用，不仅在舒筋活络、缓解腰腿酸痛等方面收效甚佳，对一些慢性疼痛，如胃痛、痛经等，也有很好的疗效。

正因为这些技法效果显著，而且也不像服药那样，会有副作用，所以很多人一旦感觉自己身上哪里疼了，也不管是什么原因引起的，或是哪种类型的疼痛，只求方便、舒服，自己乱按一气。懂点中医知识的，可能还会找本穴位书，对着上面的穴位按摩。不懂中医的，干脆就是瞎子摸象，要么自己瞎鼓捣，要么找个按摩院。结果常常会导致关节错位，落下种种病痛，甚至加重原来的病痛。

曾经有一位患者，是个建筑工程师，因为常年伏案工作，颈肩部经常感到酸痛不适。过年的时候，儿子回家见老爸经常说脖子疼、肩膀疼，就很孝顺地为他添置了一把按摩椅。结果不久后的一天，他躺在按摩椅上按摩颈部时，突然出现口齿不清、手脚不听使唤的症状。被紧急送到医院时，发现竟然是中风发作，好不容易才抢回来一条命。后来病情稳定后，在我这里做了很长一段时间的康复治疗。

颈部是人体的重要部位，结构也非常复杂，有很多从颈椎通向脑部的神经、血管，其中有一条非常重要的动脉血管叫颈动脉，脑组织内的大部分血液都由它来供应。很多患有高血压、高血脂等血管病变的中老年人，颈内动脉也存在着动脉粥样硬化或钙化的现象。如果像这位患者一样，感觉颈部疼痛就随便按摩，很容易造成硬化斑块脱落，然后斑块随血液进入颅内，堵塞颅内血管，引发中风。

在门诊上，我也经常接诊到这样一些随便按摩、推拿等把自己"搞坏了"的患者。比如有位40多岁的男性患者，长年喜欢按摩筋骨，只要身上哪里感觉不舒坦了，就到外面的按摩院"松松骨"，那叫一个爽啊！可在一次踩背的按摩中，由于技师用力过猛，当时就让他的腰椎小关节错位了，引发背部及下肢剧烈疼痛。还有一位30多岁的女患者，感觉腰背疼痛，也是到外面按摩，结果按摩师在推拿其背部的关节部位过程中手法错误，导致她背部关节、胸椎错位，结果她连最基本的坐卧行走都无法完成了，在我这里治疗了一个多月才渐渐好转。

其实他们的情况原本算不上什么大毛病，如果能对症治疗，针灸、按摩、推拿等，也的确能快速有效。但如果你不得章法，胡乱动手治疗，反而会生出新的病痛来，而且还可能是比原来严重很多的病痛，治疗起来更加困难，这简直就是"画蛇添足"的现代翻版了！

另外，对于一些突然发生的急性疼痛，在弄不清病因前，也不要自己随便动手止痛。因为这可能是急危重症，预示病情很严重。你随便动动手按按这揉揉那，或吃几片止痛药，不但延误病情，还可能引发更加严重的后果。

我有一个朋友，是个公务员。有一次在朋友聚会时，他突然感到上腹部剧烈疼痛。朋友们都以为他喝酒喝凉了，犯胃病了，赶紧找服务员给他要杯热水。还有的赶紧过来帮他按揉胃部，希望能缓解一下他的疼痛。可折腾了半天，这位朋友的疼痛不仅没有任何好转，反而还加剧了，疼得是大汗淋漓。几个人这才意识到问题的严重性，慌慌张张地把他送到医院，一个心电图查出了真凶——急性心梗。若再晚一会儿送医院，小命儿可能就要留在饭桌上了！

总而言之，中医对一些疼痛的确有很好的处理方法，有些甚至比西医更快捷、更安全，但中医的这些技法也不是全能的，我鼓励大家多学习、多利用，但不鼓励大家过分迷信，甚至把自己的身体健康完全寄托在按摩、拔罐等上面。对于一些简单的、常见的慢性疼痛，如头痛、牙痛、胃痛、慢性腰腰痛等，中医的效果很好。大家在了解病因后，可以根据书中教给大家的方法，找到相对应的穴位自己在家进行按摩，或者做做艾灸、拔拔罐等。

但是，对于一些突发性的剧烈疼痛，在弄清原因前，尽量不要自作聪明，自己动手处理，而应立即去医院就诊，以便及早确定病情，及时对症治疗。还有一些由于器质性病变引起疼痛，如骨质疏松、股骨头坏死等，也不要随便进行推拿按摩，否则不但不能缓解病痛，还可能加重病情，导致危险的后果。

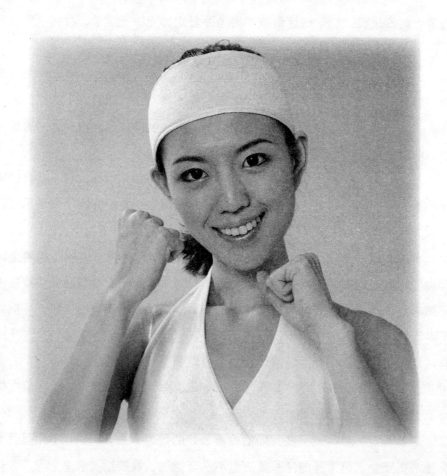

剧烈头痛时，要慎防危险性脑病

头痛是件很常见的事，可能每个人都或多或少地经历过。通常90%的头痛都是良性疾病的表现，比如偏头痛、紧张性头痛、三叉神经痛等，但也有少数头痛是恶性疾病的预警信号，比如脑部肿瘤、高血压脑病、脑出血等。遇到这样的疾病，千万不可自行在家处理，而应马上去医院就诊，不要耽误了病情。

那么，我们怎么判断哪些头痛是良性头痛，哪些是恶性疾病的预警呢？

我们先来说说脑瘤。脑瘤也称颅内肿瘤，包括原发性和继发性两类。原发性脑瘤一般发于颅内各种组织，如脑膜、脑组织、脑神经、垂体等；继发性脑瘤是指身体其他部位的恶性肿瘤转移或侵入颅内，形成的转移瘤，如鼻咽癌、乳腺癌、肝癌等转移到脑部。

根据脑瘤的临床表现，中医将其归属于为"真头痛"、"厥逆"、"头风"等范畴。究其发病原因，主要为肾虚不充，髓海失养，肝肾同源，肾虚肝亦虚，肝风内动，邪毒上扰清窍，痰蒙浊闭，阻塞脑洛，血气凝滞，"头为诸阳之会"，最不容邪气相犯。一旦感受外界的六淫邪毒，就会导致头部气化不利，经脉不通，瘀血、瘀浊内停，内外圈邪，上犯于脑，就会留结而成块，成为脑瘤。

脑瘤的常见症状是什么呢？就是头痛。大约有80%的脑瘤患者，在早期都会有头痛的症状。我的一个朋友，前段时间患了一场感冒，感觉有些头痛。他正当壮年，40岁出头，所以也根本没把这小感冒放在心上。第二天，他感觉头痛比前一天更重了，手脚也有点不听使唤，正好那天家里的水龙头坏了，他就修一下，可用扳手拧螺丝，怎么都拧不上。他担心感冒严重了，就胡乱吃了几片感冒药，想凭着健壮的身体扛过去。可吃了几天药后，头痛不但没好，反而更严重了，还一阵阵地感觉钝痛，就像被什么东西砸一下那种感觉。尤其在咳嗽、打喷嚏或低头时，疼痛加重，非常难受，而且还有种想吐的感觉。

在家人的劝说下，他极不情愿地到医院就诊。医生让他做个头部CT与MRI扫描，结果发现他的脑部存在小脑肿瘤。这个检查结果对他来说简直是晴天霹雳！但万分幸运的是，他的这个肿瘤属良性。医生给他做了脑肿瘤全切除手术后，半个月就出院了。

在他住院期间，我过去看望他，他对自己从"感冒"变成脑肿瘤这件事非常不理解，说自己觉得就是个感冒，怎么就变成脑瘤了呢？我告诉他，脑瘤的症状是多种多样的，头痛只是其中的一种症状，其次还有呕吐、视力减退等，这3种症状被称为是脑瘤的"三主征"，此外有的患者还会出现耳鸣、耳聋、精神失常等症状。一般呕吐与头痛的轻重是平行发生的，也就是说，头痛厉害时，会突然发生呕吐，这个与你吃没吃饭，或者吃了什么东西，都没关系，呕吐前也多无恶心症状，呕吐后头痛常会减轻。视力减退现象一般出现较晚，这是因为持续性的颅压增高会导致视神经水肿。

值得注意的是，脑瘤的症状与感冒等症状很相似，这也让我这位朋友开始时就把头痛当成感冒了。其实，对这些不明原因的头痛，如果自己按摩、艾灸，或服用药物3～5天不见缓解的话，就要及时到医院作详细的检查，一般要通过脑部CT和磁共振等检查，才能确诊。

而高血压脑病多发生于高血压患者身上，是内科的一种常见急性病症，指脑部细小动脉发生持久而严重的痉挛或广泛微血管栓塞，脑供血发生急性障碍，也可能会因为脑内小动脉因血压急剧升高而被迫扩张，令大脑过度灌注，导致脑水肿或颅内压增高，引起系列突发症状，如血压突然升高、剧烈头痛、恶心、呕吐、抽搐，严重者还会出现意识模糊甚至昏迷等。这种病的头痛有个很明显的特点，就是弥漫性的全头痛，尤其以前额或枕后为主，在咳嗽或用力时会有所加重。

　　高血压脑病是高血压的一种严重并发症，若抢救不及时，常会因为颅内压持续升高，脑组织受损不可逆转，或因脑疝形成而死亡。所以，凡高血压患者出现血压急剧升高并伴有剧烈头痛时，应马上到医院急救治疗，不能自己随便吃降压药、头痛药或自己按摩止痛等，这是非常危险的。

　　还有一种比较常见的危险性脑病就是脑出血，也是以头痛为主要症状的。这种病的病因，主要与脑血管病变、硬化有关。我们常说的脑出血，其实就是自发性原发性脑出血。患者因情绪激动、过于用力等，导致突然发病，表现为失语、偏瘫等症状，半数以上的患者都伴有头痛、呕吐等症状。

　　说到脑出血，还有个故事，我要跟大家分享一下。有一次，我到外地给一个企业讲课，听课的都是从事养生保健的人。课后，有位50多岁的先生非要请我吃饭，说要跟我好好聊聊。我见他这么客气，就说："吃饭就免了，有什么需要我帮忙的，我十分愿意。"可他还是盛情邀请，我也不好意思推辞，就接受了。

　　我们边吃边聊，他就跟我说，他以前是一个中医院的院长。我挺好奇的，就问他："您这也没到退休年龄吧，怎么不当院长来这儿听课了呢？"

　　他叹了口气，说："说起来挺惭愧的，我是两年前自己给自己误诊了，差点为此丢了性命，病好后我就提前申请退休了。今天听完您的课，再回想我当初的病，感触非常深！您讲得真好，有些病就得中西医结合起来看。现在的健康科普知识很多，但不能让大家误认为什么病都能靠自己敲敲经络、按按穴位就能好，错过了最佳抢救治疗的时机。"

　　他见我一脸不解，就慢慢讲起了他的故事："两年前的一天晚上，我在医院值班，忽然感觉头疼。我就想可能是白天累着了，早把自己血压高这件事忘了，就叫来按摩科的一个护士帮我按按头部。可按了一会儿，我的头还是疼得厉害，我让护士走了，想躺下休息一会儿。可我刚躺下没两分钟，就又觉得晕，我突然意识到：不好，我这会不会是脑出血啊？我赶紧给CT室打电话，让他们过来把我抬到CT室，结果一做CT，还真是脑出血。他们赶紧通知我的家人，把我转到其他医院，并立刻做了手术，这才捡回来一条命。"

　　"您看，我自己还是个医生呢，刚开始都没想到自己是脑出血，就以为是工作累着了，按摩一会就好了，更别说那些不懂医学的老百姓了！现在，很多人一头痛就想做按摩，放松放松，要是碰到像我这样的，是脑出血即将发生时的头痛，那就会越按摩越会加速脑出血的速度，耽误最佳治疗时间，甚至丧命。

今天您给我们讲得很清楚，也再三告诉大家不要一头痛就盲目地自己动手处理，还要考虑除此以外，会不会有其他疾病导致头痛，尤其对于患高血压的患者，出现剧烈头痛时，首先要测血压，再决定怎么处理。"

这件事其实也给大家敲了个警钟。头痛本身可能很少能直接告诉我们是良性还是恶性疾病，因此我们只能通过其他线索来推断。如果头痛很急，在数秒或数分钟内发生，而且是极其剧烈的胀痛或类似爆炸样的疼痛，程度之重是你一生中经历的最难熬的头痛，那很可能是发生了脑内出血。如果同时还伴随有眩晕、呕吐，或短时间内意识模糊而进入昏迷状态，基本可以断定这就是脑出血的征兆了，此时必须马上去医院就医，绝对不能自行处理，以免发生危险。

心脏的某些疼痛粗心大意不得

美国好莱坞有个很胖的演艺明星，名字好像叫里奥·罗斯顿。他因为演出时突然发生心力衰竭而被送到医院，但由于病情猛烈，医生最终也未能从死神手中把他拉回来。罗斯顿在临死前感慨地说："你的身躯很庞大，但你的生命需要的仅仅是一颗心脏！"

由此可见，心脏对我们人体健康乃至生命的重要性！

心脏是维持我们机体生存和活动的关键性器官。我们生命中的每时每刻，都离不开心脏的辛勤工作。一旦心脏发生病变，撂挑子不干了，我们身体内的血液就会停止流动，细胞的新陈代谢不能维持，人也会迅速死亡。我们经常在一些影视剧、电视报道或书上听到或看到这样的话："×××的心脏停止了跳动……"这也意味着，一个人的生命就此结束了，而这种情景有时甚至可能只发生在短短的几秒钟内。

在中医上，心脏在五脏当中也有着独特的功能和意义。单从文字结构上来看，我们就能发现，五脏的"心、肝、脾、肺、肾"当中，唯有心是没有"肉月旁"的字，这也突出了"心"有着区于其他"四脏"的特殊作用。

中医认为，心为神之主、脉之宗，具有主宰生命活动的作用，故而《素问·灵兰秘典论》中将其称为是"君主之官"。它主要有两个功能，一是"主血脉"，指心脏具有推动血液在经脉中运行，促使血液运行到全身，以滋养各个脏腑器官组织的生理功能，与西医学对心脏的认识基本相同。二是"心主神志"，指心与精神意识思维活动密切相关，心主神志的功能正常，则精神饱满，神志清晰，思维活跃；反之，心主神志的功能失常，轻则出现心神不宁、反应迟钝、失眠健忘等症状，重则出现精神失常，甚至会昏迷、不省人事。

正因为心脏的作用如此重要，当它患上某些疾病时，我们才必须认真对待，一点都不能马虎和粗心大意，否则就可能引发严重后果，甚至因此而丢了性命。

有一天，我太太下班回来得比较晚，她的同事老陈因为心脏病住院了，几个同事就到医院看望一下。

这个老陈大约50来岁，早些年心脏就不太好，体检时发现有冠心病，医生因此嘱咐他平时注意不要劳累，情绪也不要激动。老陈也一直记着医生的话，几年来除了偶尔心脏病发作时有点难受外，生活状况一直比较好。

可天有不测风云，他唯一的女儿突然遇上车祸住院了，伤势还挺严重。这个消息让老陈是惊恐不已，整天忧心忡忡。后来，女儿总算脱离了生命危险，身体逐渐恢复，可老陈却感觉自己的心脏病有加重趋势，还时不时地感觉胸骨后有像被压砸一样，疼痛难受，以前常吃的抗心绞痛药物也不管用了。

那天，老陈在上班间隙到外面抽了一支烟，结果心脏病又发作了，全身冒汗，四肢冰冷，呼吸困难，幸好被一个同事及时发现了，几个同事赶紧把他送到了医院。检查后，医生诊断为急性心肌梗死。幸好他病变的范围还比较小，及时治疗和调养尚可恢复健康。

心肌梗死应该是大家都不陌生的一种心脏病了。它是指心脏细胞因缺血缺氧而发生坏死，丧失功能。我们的心脏长在胸腔内偏左的部位，大小就跟我们的拳头差不多。心脏其实是个由肌肉构成的水泵，只不过这个水泵里流的液体不是水，而是血液。心跳不停，才能生命不息。每一声心跳，都是由于这个肌肉泵在收缩舒张时发出的声音。

那么，这个血泵起着什么作用呢？它的作用就是不断地将富含氧气和营养的血液送到我们全身的每个角落里。如果失去这种新鲜血液的供养，我们身体的细胞就会快速死亡。心脏自身的细胞当然也不例外，它本身也需要新鲜的氧气和营养，但心脏并不能直接从这个泵里的血液中吸取营养，而是由匍行于心脏表面的3根重要血管——冠状动脉，来完成这个艰巨的任务。一旦冠状动脉出了问题，比如因为长斑块而导致血管狭窄，或者出现血栓将血管堵死了，血液和营养就不能顺利地供应到我们的心脏里，于是，心脏就会提出"反抗"。

它是怎么"反抗"的呢？疼痛。也就是我们的胸部会出现致命的疼痛，这种疼痛就像有一块巨大的石头压在我们的胸部，让胸部有种紧缩（就像有什么东西揪着）、压榨或刀割般的疼痛，程度不仅剧烈，而且能一直持续达半个小时以上，有时这种疼痛还会串到左臂、肩膀或颈部，一些抗心绞痛的药物，如硝酸甘油片，这时也不能缓解疼痛。如果出现这种情况，就必须马上去医院急诊或心内科就诊，千万别想通过按揉穴位等方法来止痛，因为这种胸痛提示发生在你身上的很可能就是心肌梗死。如果不能得到正确及时的处理，甚至会因为心脏泵血的功能严重受损而危及生命。

一般心肌梗死在发作前的几天或几周，就能有一些症状表现出来，比如感觉头晕乏力、胸部不舒服，稍微一活动就心跳加快，感到心慌或心脏位置有刀绞般的疼痛，还会感到呼吸困难等。而发作时，除了胸部有剧烈持久的胸骨后压砸性疼痛外，还可能伴随有全身冒汗、上腹部疼痛、恶心呕吐、呼吸困难、嘴唇发紫、咳嗽等症状。如果出现这些症状，都要引起高度重视，千万不要疏忽大意，也不要误以为这是消化道类病变，自行处理或服药，以免耽误了病情。此时，你平时多管用的止痛方法和招数都要收起来，去医院就诊才是最明智的选择。

穿孔、出血等引起的疼痛，切勿自行处理

些穿孔、出血类疾病引起的疼痛，大家也一定要重视，比如胃穿孔、十二指肠溃疡穿孔、阑尾炎穿孔，以及胃出血、肺出血、肛门出血等，同时还伴随有剧烈的胃痛、腹痛，这些症状的出现，是提示你的身体有错综复杂的疾病，切勿自行处理，一定要到医院，让医生结合身体的其他信息做出准确诊断。

我有个堂弟，做生意的，自己开了个小公司。去年公司刚步入正轨，天天出去应酬。应酬自然就少不了吃吃喝喝，而"吃"通常都是次要的，关键是"喝"呀！有一天晚上喝完酒回家后不久，突然感觉肚子特别疼，像被刀子割一样。弟媳见他脸色发白，赶紧给他找点胃药吃了。后来疼痛慢慢减轻了，他也就没当回事。

又过了几天，堂弟正在公司上班，忽然那剧烈的肚子痛又来了，这次还伴有呕吐现象。公司的员工见情况不妙，赶紧打120，把他送到医院。医生给他一照胃镜，说他已经胃穿孔，早就应该治疗了。医生马上安排给他做了手术，又住了一周的院，他才出来。出院后就说："真悬以后再也不喝酒了"。

胃穿孔是溃疡病患者最严重的并发症之一，它的严重之处就在于穿孔后大量的胃肠液流入腹腔，引起化学性或细菌性腹膜炎及中毒性休克等，症状为：腹痛或突发性腹痛，而且疼痛剧烈，多位于上腹部和右上腹部，并逐渐波及整个腹部，活动体位疼痛加剧，同时还伴有恶心、呕吐、脉搏加快、血压下降等休克症状。

胃穿孔一旦确诊，大多数须立即手术，尤其是饱餐后的穿孔，常合并有弥漫性腹膜炎，更要尽快手术。

十二指肠溃疡穿孔也是目前常见的一种疾病。穿孔时，患者会突然感觉上腹部剧烈疼痛，疼痛症状如持续性刀割样或烧灼样痛，还会有阵发性的加剧。穿孔后，疼痛会迅速蔓延到右下腹及全腹，约有一大半的患者还会感觉疼痛放射到右腹部。同时，还会伴有恶心、呕吐、脉速弱、血压低等症状，此为原发性休克的表现，其严重程度与患者神经系统反应性、穿孔大小、腹腔污染程度等有关。如果不及时就医，随着腹腔渗出液的吸收及继发细菌性感染，患者很快出现发热、呼吸浅促、脉搏快弱、血压再次下降等症状，腹痛也再次加剧，呈弥漫性全腹痛，而且腹胀明显，此时已继发腹膜炎。如果此时你还不去就医，最终可能会因为中毒性休克而死亡。

还有一种常见的穿孔就是阑尾炎穿孔。右下腹痛是急性阑尾炎的症状之一，多数患者开始时会感觉左上腹或脐周围疼痛，就像胃痛发作一样，几小时后转到右下腹痛，呈持续性胀痛，阵发性加重。阑尾发生坏疽时，患者可感到剧烈的跳痛。而当阑尾穿孔前，疼痛会非常严重。一旦穿孔，阑尾腔内容物流出，疼痛会有所减轻，但疼痛的范围却扩大了。这时你如果用手按压一下腹部，会感到很硬，而且按压时疼痛加剧。用手按压右下腹，然后猛地松开，腹痛会更加剧烈，这就是发生了腹膜炎。

除穿孔类疾病引发的疼痛比较危险外，身体各开口出血，如咯血、呕血、便血、血尿，同时伴随有疼痛现象，也是比较严重的信号，相信大多数人不会忽视这种明显的预警信号。

咳嗽时咯出血，同时还伴有胸闷、疼痛等症状，一般是肺部疾病的警示信号，如肺炎、肺结核、支气管扩张、肺癌等；或为心脏方面的疾病，如心脏衰竭或心脏瓣膜狭窄等。不论哪种病症，都比较严重，需要尽快治疗。

如果是从口中呕出鲜红或暗红色的血，并伴有上腹部疼痛，常常提示为消化系统异常，比如消化性溃疡、肝硬化引起的食管及胃的静脉破裂出血、急性胃黏膜损伤，甚至是胃癌的可能。

便血的信号往往预示着消化道出血，出血部位和出血量的不同可导致粪便呈现不同的颜色，如鲜红、暗红或黑色，这些具体的信号都是帮助我们判断疾病的线索，可能的疾病包括痔疮、肛裂或直肠和大肠的肿瘤等。

小便中排出血，或小便颜色像浓茶色或洗肉水色，并伴有尿频、尿急、尿痛等症状，通常预示着泌尿系统出现了问题，如肾结核、急性膀胱炎、前列腺炎症等；如果血尿同时还伴有腰痛，有时发生剧烈的阵发性腰痛，可能为肾结石或输尿管结石。

从以上我提供的这些信息，大家应该也能看出来，身体部位（一般为腹部）出现剧烈疼痛，或出现出血现象，可以预示着错综复杂的疾病已经找上你了，此时必须马上到医院做全面检查，并让医生根据病症做出准确的判断，不可自己在家随便处理。还有一点要注意的是，如果在老年人身上出现上述出血情况之一，通常都不是什么好兆头，尤其是还伴有长期慢性疼痛、低热或体重下降等情况，则高度怀疑是癌症发出的预警信号。此时只有及时就医，才能明确在这些异常信号背后所隐藏的疾病。

宫外孕引发的腹痛要马上就医

我前几天就在网上看到这样一则新闻，一个20多岁的在校女大学生，怀孕后不好意思去医院打胎，就自己到药店买点打胎药吃了，结果导致腹痛剧烈，流血不止。男友见状感到很害怕，急急忙忙把她送到医院。这姑娘嘴巴也挺硬，到医院死活都不说自己怀孕了，就说肚子疼。直到做完B超，在宫外孕的事实面前，她才不得不承认自己已经怀孕两个月，刚刚服下打胎药，没想到肚子疼得太厉害了，还一直流血，才来的医院。医生又急又气，说这么危险的情况，你怎么还能嘴硬不说呢？对自己也太不负责了！随后让她马上住院，做了一侧输卵管切除手术。

那么，这宫外孕到底是怎么回事呢？到底是不是真的非常危险呢？

在正常情况下，精子与卵子在输卵管结合后，形成受精卵，随后由输卵管迁移到子宫腔，在那里安家落户，慢慢发育成胎儿。但是，受精卵在迁移过程中出了岔子，比如有些女孩子的输卵管先天比别人的长，受精卵本来走四五天就能到子宫的，可她的受精卵才走一半就累得走不动了，非要停下来歇歇。嘿，结果发现这地也不错，于是就在半路"安营扎寨"了，这就成了宫外孕。还有些受精卵，不走寻常路，瞎溜达，本来从输卵管已经回到子宫了，可它却没停下来，又从子宫出来，溜达到另一侧的输卵管中，在那里生根了，结果也成了宫外孕。

宫外孕的医学术语为异位妊娠。除了子宫腔外，受精卵在哪个部位着床都不可能正常发育。不仅如此，它还会像藏在你身体里的一颗定时炸弹一样，随时可能因破裂出血而给你带来生命危险。因为输卵管等部位的肌肉都很薄弱，不像子宫，有那么厚的肌层，当孕卵生长到一定程度，就会把输卵管撑破，血管也随之破裂出血。这些出血积存在腹腔中，外表一般是看不出来的，所以也容易被忽略，患者只感觉肚子疼得厉害。有些女性甚至见有出血，肚子又疼，认为自己是痛经了。直到失血过多，休克晕倒，才被送到医院，诊断为宫外孕破裂。

宫外孕的破裂率高达95%以上，一旦发生宫外孕破裂，最明显的症状就是下腹部突然疼痛，且程度剧烈，有如钝痛、绞痛或撕裂般的疼痛，同时还可能伴有阴道出血、头晕、恶心、呕吐等症状。若血液积聚在子宫直肠凹陷处，肛门还会有坠胀感，总想上厕所。随着内出血的增多，血液会由盆腔流至全腹，导致整个腹部都会剧烈疼痛，刺激膈肌还可引起肩胛放射性疼痛。

这种意外的征兆，都明确地提醒女性朋友警惕宫外孕的发生。一旦怀疑自己是宫外孕，必须尽快到医院就诊，争取把对身体的伤害降到最低。切不可自己在家胡乱处理，比如吃点儿止痛药，或者知道自己怀孕了，自己买点打胎药吃，这都是非常危险的。一旦破裂引起大出血，不但会损伤生育器官，还可能会因此而丢掉性命。但若能及时就诊，医生处理也比较得当，不但能保留生育机能，还能保留生育器官，不影响以后的正常生育和自己的生命安全。

另外，还有个问题大家得注意一下，就是宫外孕有时很容易和其他一些腹痛相混淆，比如阑尾炎、肠扭曲、胆结石、肾结石等，大家应学会自己区分一下。宫外孕是子宫外妊娠破裂，子宫在哪里？在女性的下腹部，具体来说是在盆腔中部，膀胱与直肠之间，所以宫外孕的疼痛部位也是发生在下腹部，而且还有一个伴随的症状就是出血。而阑尾炎的疼痛是从心口开始逐渐移至右下腹；肠扭转是突然导致腹部胀痛；胆结石则是上腹痛；肾结石多发生在患侧脊肋角、腰部或上腹部，有时可放射到下腹部、大腿根部和会阴部。而且，这几种腹痛都不会有出血现象，这一点也是一个很明显的区别。

胰腺类疾病的疼痛不可小觑

在我们的腹部深处，有一个非常小而又默默无闻的器官，它就是胰腺。胰腺虽然小，但作用可不小，它是我们人体最重要的消化腺体之一，其重要功能是分泌胰液，帮助食物消化，还分泌胰岛素和胰高血糖来调节血糖。胰岛素大家都知道，是降低血糖的唯一激素。因此，胰腺是人体的一个十分重要的腺体。

胰腺类疾病主要包括胰腺炎和胰腺癌。胰腺炎是胰腺因胰蛋白酶的自身消化作用而引起的疾病，有急性和慢性之分。急性胰腺炎发作前多有暴饮暴食或胆道疾病。如果你在大饱口福或杯觥筹交交错之后出现了剧烈腹痛，而且疼痛部位主要位于上腹部，一直疼得让你坐立不安，只有弯腰抱膝的姿势才能让疼痛略微减轻。有时，这种痛感还会窜到后背或左侧肩部，并伴随着恶心、呕吐或发烧，那么你很有可能是患上了急性胰腺炎，需要马上去医院看医生。若不及时就医，不仅疼痛的程度让你难以忍受，重型的胰腺炎还会导致一系列威胁生命的并发症。

慢性胰腺炎主要由胆道疾病或酒精中毒等原因导致的胰腺实质进行性损害和纤维化，主要表现也是上腹部疼痛，这种疼痛有时还可放射到背部、两肋，坐着或身体前倾时能稍稍缓解。

如果胰腺细胞发生恶性病变，就会导致胰腺癌。说到胰腺癌，我们就不能不提提著名男高音歌唱家帕瓦罗蒂和香港明星肥肥，这两个大名人都是因胰腺癌而病逝的。至于患病原因，他们的体型和饮食习惯就是最能说明一部分问题。

帕瓦罗蒂好吃是非常有名的。我曾在一本《恋恋山城——永远的普罗旺斯》的著作中看到这样一件事，说帕瓦罗蒂有一次在普罗旺斯演出时，中场休息要来5份点心。他手里拿的不是手帕，而是餐巾纸。就连老帕戴的围巾，也是为了遮盖调味酱留在他的白背心上的痕迹。肥肥也不例外，经常暴饮暴食，而且特别爱吃海鲜，即使在疗养期间，还跑到大闸蟹专卖店去买大闸蟹吃。而高脂肪、高蛋白的食物，就是胰腺癌行凶的一把尖刀。

胰腺在工作过程中，所分泌的消化液中含有一种我们身体所必需的消化酶，尤其在对脂肪的消化方面作用巨大。一旦鱼肉大虾之类吃得太多，胰腺细胞就会变得特别繁忙，它得忙着分泌消化酶来消化这些"好东西"呀！咱们在劝别人不要着忙时，常常会这样劝："不要忙，忙中出错呀！"对了，胰腺细胞在过度繁忙时也会出错，这种差错产生的异形细胞就是癌细胞。再加上你吃的食物经常都是高脂肪、高蛋白的，对胰腺长期刺激，导致免疫系统就无法识别消灭这些癌细胞。于是，癌细胞的队伍越来越大，便形成了肿瘤。

胰腺癌有个外号，叫"癌中之王"，不仅因为它是一种非常难治疗、生存期非常短的癌肿，还因为它特别难识别。即使生病了，也常被误认为是得了胃病、肾结石、消化不良等。我有一位患者就是这个情况。

这名患者是位50多岁的大姐，自觉心窝处出现不规则隐痛已经一年多了，并经常嗳气。去当地医院检查后，医生说她患的是胃炎，就给她按胃炎治疗了两个多月，可症状没有任何好转。不但如此，她还感觉心窝处疼得越来越厉害，有时连腰背都跟着疼。

后来到我这里说："李教授，您快给我看看，我这胃病怎么一直就不好呢？每天都疼痛难忍，吃点东西就胀，还拉肚子，有时还犯恶心，想吐，折磨得我真是太难受了！您看能不能给我针、灸止止痛什么的？"

我又详细地询问了一下她的各种症状，又把把脉，觉得她这不太像胃病，就建议她的家人带她去查查肿瘤标志物，再做个腹部CT，结果发现是患了胰腺癌，已到中期，当天就住院了。

早期的胰腺癌症状并不明显，主要就是食欲缺乏，不想吃东西，有腹痛、腹胀等常见病症，不容易引起重视，或者被当成胃病来治。当然了，当胃病来治疗肯定是没用的，病情也会发展得更快。等出现比较显著的临床症状时，大部分已发展到中、晚期了。

胰腺癌有哪些典型症状呢？最明显的就是上腹部的疼痛，而且非常疼，就像被刀割一样的疼，并且一直疼，吃饭后或晚上睡觉时疼得更厉害；同时还伴有恶心、呕吐、腹泻、身体消瘦等消化道症状。而且由于肿瘤堵塞胆总管，导致胆汁不能排到肠道内，粪便也会因没有胆汁染色而呈灰白陶土色。

要是发现自己有以上症状的一种或几种，病因又不明确，千万不要不当回事。尤其是按胃病治疗后效果还不好，应尽快到医院就诊，做个腹部B超、CT和血清肿瘤标志物检查，查一查会不会是胰腺的问题。

结石虽然不致命，疼起来却要命

说到结石，大家应该都很熟悉了，胆结石、肾结石、尿道结石等，这些肯定都经常听说，而且也知道它们发作时都会引发剧烈的疼痛。

这些结石病虽然一般不会马上就产生致命危险，但它们疼起来的滋味可不好受。著名影星孙红雷有一次在宣传自己的新戏时，自爆就曾患上了肾结石，并用一句话概括了肾结石的疼痛程度——"肾结石比生孩子还疼，剧痛无比！"

结石为什么比生孩子还疼呢？大家都知道，女性生孩子虽然很疼，但在自然生产过程中一般都不打止痛药的，可结石如果出现疼痛时，尤其出现胆绞痛、肾绞痛的时候，你不服用止痛药根本受不了，甚至还要服用吗啡类止痛药来缓解疼痛。可见这种疼痛多么恐怖！

而且，女性在生完孩子后，往往就不痛了，可结石却会因得不到有效治疗而病情加重，疼痛加剧。如果结石没有及时排出，疼痛就会持续存在。影星孙红雷说结石比生孩子还疼，虽然他没有生孩子的经历，但这一形象的比喻还是深刻地体现了结石引发的疼痛有多可怕，疼痛又有多剧烈！

结石的形成并不是一朝一夕的结果，它可能长期存在而没有症状，特别是较大的结石。而较小的结石活动性大，比如肾结石，就是活动的小结石进入肾盂输尿管连接处或输尿管时，引起剧烈蠕动，以促进结石排出，才出现了剧烈的绞痛。一旦结石出现了疼痛，止痛就变得至关重要，但也绝不能自己吃点止痛药盲目止痛，否则可能会引起穿孔、肾衰竭等不良后果。这时，想止痛，首先得找出治疗结石的最佳方法，对症治疗，这样才能达到排石、止痛的目的。

我有一位患者。大概两年前吧，这位患者的司机，因为经常陪同他来我这里针、灸，跟我也就混熟了。有一天，他又陪同我的患者过来针、灸，刚坐没一会儿，突然就感觉腰疼得受不了，在短短的一两分钟内，额头上就疼得冒汗了，整个身体都窝在我诊室的椅子上起不来了。

我忙问他："你这是怎么了？"

"哎哟……我……我这突然腰疼得不行。"他说话都很吃力的样子。

"腰扭了还是怎么了？"我问。

"没有……没扭也没抻着，以前也没这么疼过。"

我给他检查了一下，又叩击几下他的肾区。

"啊，疼呀！"

我告诉他说，你这有叩击痛，应该是肾脏有问题了，估计是结石，正好现在医院去做个B超检查下吧。

一会儿，B超结果出来了，果然不出我所料，在他的尿道上有一小块结石。这个家伙虽然个头儿不大，可却正好卡在输尿管上了，上不去，下不来，不疼才怪呢！

这怎么办呀？我说我先给你扎几针，然后再教你几个小办法，保证管用。

于是，我取肾俞、腰阳关、膀胱俞、三阴交、气海、阳陵泉等穴位给他针、灸，然后又告诉他3条"守则"。

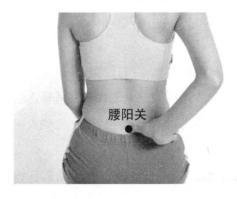

腰阳关

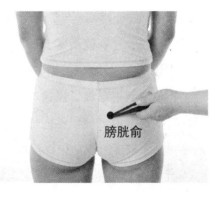

膀胱俞

第一，马上喝水。他让陪同他们一起来的另一个同伴出去买水，回来就喝。同时，我又给他打了一支阿托品——这是西药了，主要是扩张平滑肌痉挛，以便卡在输尿管上的结石能松弛活动，减缓一下他的剧烈疼痛。

第二，我说我给你开两服排石汤，你回家赶紧熬了喝，早晚各一次，把两服药都喝完了。排石汤的组方是什么呢？金钱草50克，海金沙15克，鸡内金12克，车前子30克，大黄15克，王不留行15克，黄芪10克，滑石12克，琥珀末5克。这个药方主要能泻火利尿、散结通阻、通淋排石、补肾益气，对肾结石、输尿管结石等均有很好的疗效。

在中医上，人体排毒的方法主要有3种，分别为汗、吐、下。汗，就是出汗，通过排汗排出体内的毒素；吐，就是呕吐，这个大家都知道，如果误食了药物或霉变、有毒的食物，可以把食盐加入温开水中饮用，帮助催吐；最重要的就是下法，即通过排尿、排便的方式排出体内的毒素。所以，我告诉他的第三条"原则"，就是在给扎完针、喝完水大概半小时后，让他出去蹦高。

"蹦高？怎么蹦？这不蹦腰还疼得厉害呢，还要蹦高？"他对我给他出的这个主意显然有些发憷。

我告诉他，我给他扎了针，疏通了经络，他又喝了很多水，现在蹦高，正好能将卡在里面的结石冲到尿液中，然后通过排尿将结石排出体外。不知道怎么蹦？就像平时跳绳那样，应该会吧！

于是，他按照我教他的方法，出去蹦了半个多小时。回家后，他又遵照我的嘱咐，把我给他开的排石汤熬好喝了。第三天，他又来了，我问他："怎么样？腰还疼不疼？"

"别说，还真就不疼了！"他笑着说。

我说既然过来了，就再去照个B超看看吧。这次一照，结石已经完全没有了。他感到很吃惊，说这石头哪去了呀？我说应该是随着你的尿液排出去了。听我这么说，他恍然大悟一般说道："我说这两天小便时怎么火烧火燎地疼呢，看来这应该是在排石呀！"

肾结石、输尿管结石、尿道结石、膀胱结石等，都属于泌尿结石，也就是咱们大家常说的尿石症，中医上称其为"砂淋"、石淋或气淋，临床上以疼痛、血尿、小便涩痛及尿出砂石为主要症状。在治疗时，应着重健脾温肾、清热利湿、化瘀排石。除了我给这位患者进行的针灸治疗外，大家也可以自己在家做艾灸，同样灸上述几个穴位，每次灸5～10分钟，每日1～2次，10日为一个疗程。

不过有个问题要注意，就是做B超检查时，如果发现结石小于0.6cm时，才能考虑自行服药处理，或利用一些中医的辅助疗法进行排石。如果结石较大，或者病情危急，比如伴随有血尿、严重高烧等，一定不要随便在家处理，而应尽快到医院找医生帮忙，寻找最佳的治疗方法，以免延误病情，引发不良后果。

止痛不是"万能药"

经过几个月的忙碌，终于让这本书与读者们见面了。衷心地希望大家能喜欢这本书，并能让书中的小方法成为你的好帮手，帮助你和家人"排忧解痛"。

不过，有几点需要大家注意的问题，我在这里有必要说一下。

第一，本书虽然是教大家怎样自己祛病止痛的，但主要宗旨还是希望大家能更多地关注健康、关注养生，而不仅仅只关注疾病。我希望这本书能传递给大家更多的健康知识和养生理念，所以大家不要将它当成是一本治疗疼痛类疾病的大全。要知道，止痛不是"万能药"，对一些急症、重症等，大家还是应去医院请医生处理，切不可自己随便止痛，以免延误病情。

第二，我在书中对一种疼痛给出的方法可能有几种，有些患者不一定能全部做到。这个没关系，你只要挑选自己喜欢的和能坚持的做，就有效果。或者你也可以尝试将一些方法简化，比如我给出的方法是艾灸，而你手边恰好找不到艾条，那就用暖水袋热敷或用点着的香烟热熏，也能暂时代替。

第三，除了作为防治病痛的方案，本书还可以起到一个疾病自查的功能。如果你的身体出现一些轻微的疼痛，不能确定自己是不是病了，那么不妨翻开这本书，对照里面的症状，判断自己的病情，然后再考虑是否应尽快到医院接受治疗。如果是不碍事的小疼痛，利用书中的方法就能自己在家处理了。

第四，也是最重要的一点，本书虽然说的是"痛是身体疾病的信号"，但要建立在已经确定病症的基础之上。如果是弄不清病因的突然发作的剧烈疼痛，一定要去医院诊断病情，切不可自作主张，利用书中的方法自行处理，错过最佳的就诊时机。

总而言之，我希望大家在翻开这本书时，能找到对自己或家人祛病止痛的简单实用的方法，这是我的最大心愿。如果能让您每天的疼痛减轻一点点，健康多出一点点，我就心满意足了！

附录　手指操——舒筋活血抗衰老

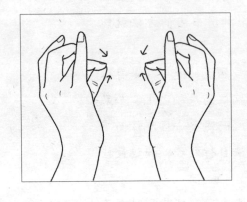

韩信点兵

【做法】先用拇指碰食指头一下，再用拇指碰无名指头两次，小指3次，中指4次，小指3次，中指2次，示指1次。然后循环重复这个动作16次。

【功效】此操对失眠、情绪紧张、压力大、健忘有很好的效果。

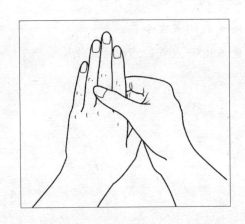

按压中指

【做法】左手自然伸平，右手拇指顺手掌方向放在左手中指上，其他手指与拇指轻轻按压左手中指。用同样的方法换到右手重复上述动作，每天做10～20次。

【功效】具有提神、清除疲劳、减轻精神负担等功能。

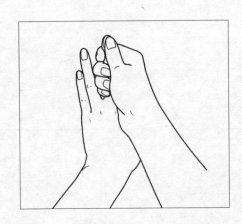

轻攥中指

【做法】左手伸平，右手拇指放在左手中指一侧，右手其他手指轻轻攥住左手中指，过一会儿同样方法换到右手中指上，每天重复10～20次。

【功效】积蓄力量，帮助呼吸通畅，提高视力与听力，使人摆脱萎靡不振和动作迟缓的状态。

轻挤无名指

【做法】左手拇指沿手掌方向放在右手无名指和小指上，其他手指放在左手背上，一起轻轻挤压，之后换到左手无名指，每天重复10～20次。

【功效】安神，减轻疲劳，缓解精神压力和紧张情绪，增强心肺功能。

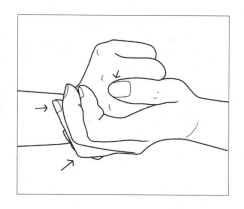

挤压手心

【做法】左手拇指放在右手示指和中指上，左手其他手指从手心方向挤压，过一会儿用同样方法换到另一只手上，每天重复10～20次。

【功效】消除疲劳，减轻精神压力，帮助人摆脱仇恨、恐惧、愤怒等负面情绪，逐步恢复自信。

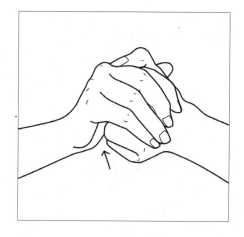

顶拇指

【做法】左手拇指、食指按于右手拇指，左手中指指甲盖顶住右手拇指，轻轻按压，随后换到右手上，每天重复10～15次。

【功效】积蓄力量，激活身体各部组织，消除疲劳，使人不再贪恋甜食，有助于减肥，改善面色。

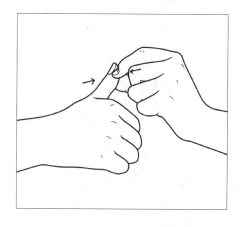

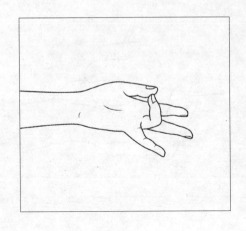

上挺手指

【做法】左手无名指指甲顶住左手拇指指肚，其他手指用力向前伸展绷直，坚持10秒钟，同样方法换到右手，重复上述动作。

【功效】调整呼吸节奏，提高听力，进一步改善面色和保护皮肤，增强自信心，摆脱忧伤情绪。

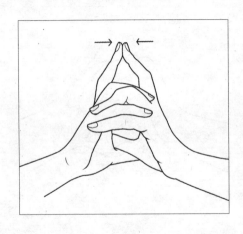

按压指肚

【做法】两手中指腹合拢，其他手指交叉放在指根处，轻轻按压，每天重复此动作20次。

【功效】有助于消化系统功能，能消除体内多余油脂，强化呼吸系统，预防呼吸系统疾病，减轻疲劳，缓解头痛、背痛和足痛。

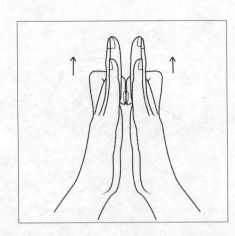

手指上伸

【做法】左手和右手的中指指甲并拢，其他手指用力向上伸，每天重复此动作20次。

【功效】有助于呼吸，减轻脊椎压力，稳定情绪。

以上手指操没有时间限制，经常做能收到明显效果。

面 向桌子站立，双手腕搭在桌子上，双脚向后走，直至身体成直角，抬头看向前方，胸部向地面方向下压，伸展背部，自然呼吸保持30～60秒。

功效 消除肩部和背部僵硬、酸痛，恢复精力，同时美化胸部、腰腹及腿部线条。

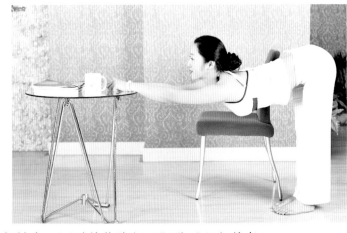

美腿塑形拉筋操

双 手抓住椅背，屈膝下蹲直至大腿平行地面，脚跟向上抬高，保持平衡，自然呼吸保持10～20秒。

功效 锻炼腿部肌肉，促进下肢的血液循环，消除水肿，对于久坐的人很有益处。

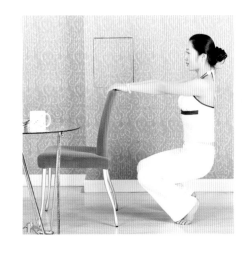

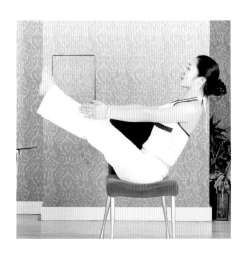

坐 在稳固的椅子上，屈双膝，双手拉住膝盖窝，吸气时挺直背部，上身稍向后倾，双腿向上抬高，膝盖伸直（如果做不到就让小腿平行地面）松开双手，自然呼吸保持10～20秒，呼气，还原屈膝，双手抱小腿放松，可以重复多次。

功效 增强腹部肌肉力量，减少腹部和大腿的多余脂肪，同时美腿塑形。

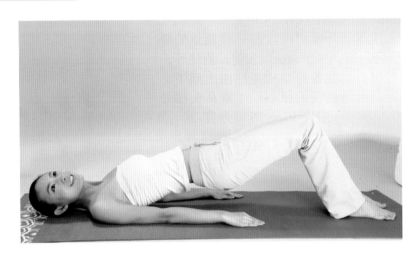

仰卧在床上或垫子上，双手放松在身体两侧，手心向下，放松。小腿弯曲，与身体成大约90度角。双臂向下使力下按，抬起背部臀部，尽力向上抬，挺胸收臀，保持背部臀部在一条直线上，自然呼吸。保持30～60秒，每天早晚各做5～10次。

功效 美背提臀，紧致臀部和腿部，同时对于颈肩背部僵硬、酸痛也有很好的疗效。

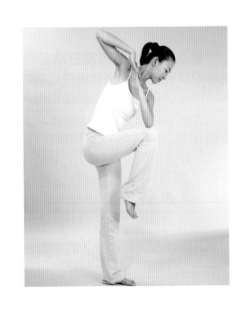

自然站立，双脚分开与肩同宽，双臂于体前平举，吸气时，双手交叉，先抬起右腿，呼气时，用左肘尖去触碰右腿膝盖，尽量保持平衡、挺直不动，保持10～15秒。然后，换右肘尖触碰左腿膝盖，左右腿重复此项运动各20～30次，每天早晚各一遍。

功效 美体瘦腿，紧致臀部，滋润脊柱和腰部，对于颈肩背部僵硬、酸痛有很好的疗效。

番茄菠萝汁

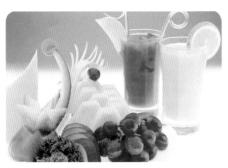

主　料：番茄 2 个，菠萝 2 片。
配　料：糖适量。
制作方法：
❶番茄、菠萝去蒂切成片状备用。
❷将番茄片、菠萝片分别放入果汁机中，再加入糖和适量的清水一同搅拌。搅拌过后，用筛网过滤至瓶中，再倒入杯中即可。

西红柿椰菜汁

主　料：番茄 3 个，椰菜 5 个。
配　料：蜂蜜适量。
制作方法：
❶熟透的番茄洗净，切小块。
❷椰菜洗净，切碎块。
❸把番茄块和椰菜块放到搅拌机中，搅成果汁后饮用。

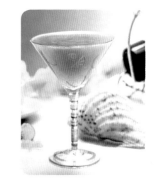

笋菇炖排骨

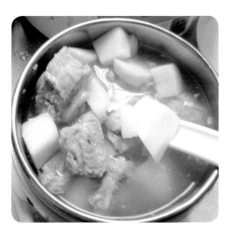

主　料：竹笋 250 克，排骨 800 克，青红椒 50 克，冬菇 30 克，水发木耳 30 克。
配　料：蒜头、大料、香叶、盐、植物油各适量。
制作方法：
❶排骨洗净，斩成小块，放到开水中略焯片刻，然后捞出洗净、控水。
❷竹笋洗净，切细丝，放到开水中略焯片刻，捞出放到冷水中，待其凉后捞出控水。
❸冬菇和木耳分别用温水洗净，冬菇切丝，木耳切块。
❹辣椒洗净，去蒂，切小块。
❺锅置火上，放入植物油，油热后爆香蒜头，下入焯过水的排骨，翻炒片刻，加入料酒、冬菇、木耳、大料、香叶、盐和适量水（水要盖过排骨），旺火烧开后改用文火炖半小时左右，待排骨熟烂后放入辣椒丝，翻两下即可出锅。

银耳樱桃粥

主　料：水发银耳 50 克，粳米 50 克，罐头樱桃 30 克。

配　料：糖桂花、冰糖各适量。

制作方法：

粳米淘洗干净，放到锅中用少许水煮粥，粥熟后放入冰糖，待其溶化后加入银耳，煮 10 分钟后再放入樱桃和糖桂花，煮沸即可食用。

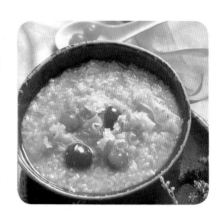

首乌百合红枣粥

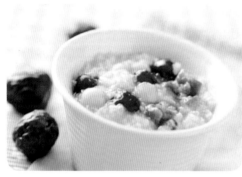

主　料：粳米 100 克，红枣 10 颗，炙（熟）首乌 20 克，黄精 20 克，百合 15 克，白果 10 克。

配　料：蜂蜜适量。

制作方法：

❶将炙首乌洗净，切片备用。

❷将黄精洗净，切片，与炙首乌片一同放到纱布袋中，扎好口，备用。

❸粳米淘洗干净，备用。

❹锅中加入适量的清水，放入药材包、粳米和洗净的红枣、白果、百合，旺火煮开后改用小火熬煮成粥，待粥稍凉后，加入蜂蜜，调匀后温热食用。

百合双豆粉

主　料：绿豆粉 50 克，红豆粉 50 克，百合粉 50 克。

配　料：白糖适量。

制作方法：

锅置火上，加入适量清水，旺火烧开后放入百合粉、绿豆粉和红豆粉，煮滚后改用慢火煮至红、绿豆粉熟透，加入适量白糖调味即可食用。

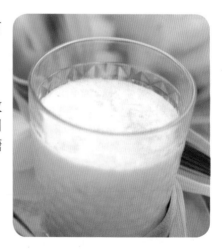